高职院校医学教育与评价研究

冯晓灵　胡艳玲　著

中国商业出版社

图书在版编目（CIP）数据

高职院校医学教育与评价研究 / 冯晓灵，胡艳玲著
. -- 北京 : 中国商业出版社，2024.5
ISBN 978-7-5208-2920-5

Ⅰ. ①高… Ⅱ. ①冯… ②胡… Ⅲ. ①医学－教学研究－高等职业教育 Ⅳ. ①R-4

中国国家版本馆CIP数据核字(2024)第101838号

责任编辑：许启民
策划编辑：武维胜

中国商业出版社出版发行
（www.zgsycb.com　100053　北京广安门内报国寺1号）
总编室：010-63180647　编辑室：010-83128926
发行部：010-83120835/8286
新华书店经销
北京厚诚则铭印刷科技有限公司印刷
*
710毫米×1000毫米　16开　7印张　139千字
2024年5月第1版　2024年5月第1次印刷
定价：48.00元
* * * *

专著简介

医学教育是一个持续发展的概念，源于人们在社会发展过程中，对培养什么样的医学人才和怎样培养医学人才两个基本问题的不断认识。所以，医学教育模式影响着医学卫生人才培养的标准、过程、方法与质量。在不同的社会及历史发展阶段，相应的医学教育模式也会出现变化。进入 21 世纪，随着健康需求、卫生体系、国际合作、科学技术与社会经济全球化等历史环境的发展变化，世界医学教育正在经历全新的转变。本书以高职院校的医学教育与评价为研究方向，通过分析医学教育模式的转变过程，总结课程思政建设路径与虚拟现实技术的教学应用技巧，由此针对临床医学专业基础医学课程提出整合诉求。同时从高等医学教育的质量评价与管理体系建设视角展开，提出临床医学专业实习教学质量监控体系，并对医学院教师教学评价质量展开思考。

摘　要

随着生活水平的提高，人民群众对医疗、健康等民生方面的现实需求越来越多元化，社会对医疗服务提供方的要求也在不断变化。而优质、个性化的医疗服务尤其需要医疗人力资源高质量的输送作为保障。在这一大背景下，医学教育系统作为医疗卫生人才的主要输送方，面临着新的机遇与挑战。如何把握医学教育的发展规律和方向，不断优化医学人才培养模式，以更好适应社会需求的变化，已成为医学教育、卫生系统越来越关注的紧要问题。

本书共设置三个章节，其中第一章从宏观理论层面探讨现代医学教育模式的三次转变，具体分析了其相关的理论基础、政策文本、发展历史及影响因素。第二章则以立德树人这一教育的根本任务为出发点，探讨医学院校课程思政的建设现状、建设标准与教学建议，以此推动医学院校大思政体系建设。第三章以新时代新技术为背景，探讨虚拟现实技术在医学教育中的理论依据，并具体分析了虚拟现实技术在医学教学活动中的设计与开发。

目　　录

第一章　现代医学教育模式的三次转变

第一节　概念界定与理论基础

一、研究背景

（一）国家政策背景

医学教育特别是医学教育改革近年来越来越受到社会的关注，这是因为它同时关系到教育发展与卫生健康两个最受人民关注的社会问题，更关系到医学卫生人才的培养和医疗卫生事业的持续发展问题。通过对近年有关医学人才培养的国家政策的分析，政策背景的阐述大致可分为宏观的国家卫生健康政策、教育相关政策和医学教育相关政策。其中，国家宏观政策包括《中华人民共和国国民经济和社会发展第十三个五年规划纲要》《“健康中国 2030”规划纲要》《“十三五”卫生与健康规划》《中国教育现代化 2035》《国务院关于实施健康中国行动的意见》《中华人民共和国国民经济和社会发展第十四个五年规划和 2035 年远景目标纲要》。教育相关政策包括《中华人民共和国高等教育法》《统筹推进世界一流大学和一流学科建设实施办法（暂行）》《中共教育部党组关于认真学习贯彻全国教育大会精神的通知》《教育部关于加快建设高水平本科教育全面提高人才培养能力的意见》《教育部关于加强新时代教育科学研究工作的意见》《深化新时代教育评价改革总体方案》。医学教育相关政策包括《“十四五”时期教育强国推进工程实施方案》《关于医教协同深化临床医学人才培养改革的意见》《国务院办公厅关于深化医教协同进一步推进医学教育改革与发展的意见》《关于加强医教协同实施卓越医生教育培养计划 2.0 的意见》《教育部办公厅关于成立教育部医学教育专家委员会的通知》《国务院办公厅关于加快医学教育创新发展的指导意见》《国务院办公厅关于推动公立医院高质量发展的意见》《关于全面加强和改进新时代学校卫生与健康教育工作的意见》。

从我国的宏观政策层面来看，在2016年发布的“十三五”规划纲要中，提出了推进“健康中国”建设的目标，具体表现为深化医药卫生体制改革，坚持预防为主的方针，提高人民健康水平；并指明在“十三五”期间，相关部门需加强医疗卫生队伍建设，使得每千人口执业（助理）医师数达到2.5名。2016年10月25日，《“健康中国2030”规划纲要》正式颁布，为未来医学人才的培养指明了方向。在大健康理念下，健康的内涵更加丰富，包括躯体健康、心理健康、行为健康、社会健康、环境健康等。从党的十八届五中全会明确提出要建设健康中国，到《“健康中国2030”规划纲要》的发布，到党的十九大报告中提出“应始终坚定地实施健康中国战略”，再到党的二十大报告提出“推进健康中国建设”，“健康中国”战略已在制度建设和机构改革层面全面展开，大健康理念也日渐深入到医疗卫生、教育教学、环境保护等主要国计民生领域。同时，党和国家的大政方针不仅关注国民与社会的健康发展，还关注人与社会的全面发展，这在2019年发布的《中国教育现代化2035》政策文件与2021年发布的“十四五”规划纲要中都有重点体现，指明了医学教育等有关研究的必要性。

承接国家的总体战略布局，围绕健康中国、科教兴国、教育强国等战略目标，从具体的教育政策层面看，对于国家所需人才的培养工作在逐步推进。如科教兴国战略在高等教育法中的目标引领作用。而且在此基础上，有关学科建设、人才培养、教育科学研究、教育评价等的教育及人才培养政策相继出台，最终目标是解决2018年全国教育大会中提出的“培养什么人、如何培养人、为谁培养人”的问题，其中“培养什么人”是教育的首要问题。进一步地，在以问题为导向的政策出台过程中，2021年发布的《“十四五”时期教育强国推进工程实施方案》就指明了问题所在与解决方向。如其中的区域、城乡之间教育发展的差距问题，基本公共教育服务均等化水平的提升问题，人才培养结构与社会需求的契合度等问题。这一方面反映了国家教育政策背景下相关人才培养研究的必要性，另一方面也显示出在社会不均衡、不充分发展的现状下有关教育政策落地的紧迫性。从这个意义上说，相关教育政策承接着国家发展所需人才的战略培养需求，同时也为更加具体化的医学卫生人才培养政策起着引领作用。

因此，在与医学教育直接相关的政策层面，由于以上背景分析中提到的紧迫性与必要性，近年来国家尤其重视医学教育改革与人才培养的创新工程，相继出台了《关于医教协同深化临床医学人才培养改革的意见》《国务院办公厅关于深化医教协同进一步推进医学教育改革与发展的意见》《关于加强医教协同实施卓越医生教育培养计划 2.0 的意见》《国务院办公厅关于加快医学教育创新发展的指导意见》等意见政策。特别是在医学教育改革与人才培养模式创新方面的政策文件尤其重要。例如，在 2017 年 7 月印发的《国务院办公厅关于深化医教协同进一步推进医学教育改革与发展的意见》，提出“要加快构建标准化、规范化医学人才培养体系，全面提升人才培养质量”“促进医学人才供给与需求有效衔接”“创新体制机制，加强医教协同管理”。在 2020 年 9 月印发的《国务院办公厅关于加快医学教育创新发展的指导意见》中，更是强调要落实立德树人根本任务，把医学教育摆在关系教育和卫生健康事业优先发展的重要地位，并明确提出了四个方面的 17 条改革措施，以全面提高医学卫生人才培养的质量，为推进健康中国建设、保障人民健康提供强有力的人才保障。以上重要文件都涉及医学教育体制改革与医学卫生人才培养模式转变等重要问题，凸显了医学教育及相关领域在健康中国、教育强国等国家战略推进中的重要性；而近年来医学教育相关政策的密集出台，更是对国家宏观政策落地实施、教育相关政策细化推进的积极回应。

在对医学人才供给部门密集出台政策的同时，国家对医疗卫生人才的需求部门也出台了相关政策，以合力推进改革。如 2021 年出台的《国务院办公厅关于推动公立医院高质量发展的意见》，强调要强化医学生早临床、多临床、反复临床，加强医学人文教育；落实住院医师规范化培训、专科医师规范化培训和继续医学教育制度；加快高层次复合型医学人才的培养。由此也可以看出，医学教育政策的实施与改革的推进，不只是医学教育相关管理部门的事，而是需要多部门联合推动才能产生预期的效果。

从更深层、更基础的政策理论方面看，医学与教育的有关概念都深刻蕴含着人的因素，医学教育更是介于这两大民生领域的交叉互动之中，医学教育模式的相关研究最终也需要关注人的因素。从这个意义上说，不论是国家的宏观政策，还是细化的医学教育政策，其根本的出发点和落脚点是人民大众的基本需求与长远发展，因为这是各类政策制定与实施的基础。同时，以上论述也为医学教育改革与人才培养模式的相关研究提供了有力的理论与逻辑支撑。

（二）现实需求背景

对于进入新时代的我国医学教育体系，其现实需求主要体现在三个方面。

第一，社会基本矛盾的变化在医疗卫生与医学教育领域也有具体体现。如我国的医疗卫生人才供给能力与高等医学教育水平主要体现为区域性的不平衡与不充分发展（如沿海地区与中西部地区、大中城市与偏远乡村的发展差距）。在不同区域的不同发展阶段，医学教育的水平与人才培养模式也不尽相同，从而造成人才培养质量的参差不齐。这一不均衡发展的现实问题，是需要破解的，尤其在“健康中国”战略的布局与现实需求下，需要尽快解决与更完善地发展。

第二，医学教育水平的区域性差距与不均衡发展。医学教育部门如何培养高质量的医疗卫生人才，以应对突发的人才短缺问题与新的需求，更好地服务社会经济良性发展，成为社会及政府部门迫切关注的问题。现代医学模式的转变与医学教育改革，正是医疗、卫生和教育体系不断满足社会发展需求的体现。其中对医学人才的培养模式与梯队建设如何转变、改进、构建以应对新变化的问题的反思、分析与解决势必影响到社会健康需求的持续满足和医疗卫生事业的长足发展。

第三，从长远看，公众健康和医疗服务需求是社会进步与国家发展的持续需要与永恒话题。因此，在医学教育资源有限的前提条件下，如何高效地培养医疗卫生人才以适应社会发展，是需要始终关注的民生大问题。就社会教育的作用而言，高等教育要服务于人类社会的发展进步。而高等教育的这种服务功能，在较大范围内也决定了人才培养的品质。在医学教育改革进程中，医学教育模式可看作医学教育体系的缩影，不同的医学教育模式反映着某一阶段改革取得的效果与突出特点，但不论其表现与结果如何，都最终关系到医学人才培养的质量，均可归结为人才培养问题。而医学教育改革又带来新旧医学教育模式转变的问题，如其中有哪些规律，其转变过程受到哪些因素的影响，这些内在问题在知识体系高速更新的现代社会，更是需要迫切关注并深入研究的。

近年来，有关医学教育改革和管理的报告都涉及医学人才的培养模式和教育模式转变与改进的现实问题。如有研究总结，在过去的百年里医学教育体系经历了三次较大的改变，首次改变出现在20世纪初期，其特点是以科学知识为基础的课程设置的改革；第二次改变则出现在20世纪中期，在这一阶段的教育变化进程中产生了对医学知识的整合课程改革和以问题为中心的课程创新；第三次改变产生于21世纪初期，在汇总了全球医学教育改革成功经验的基础上，新的医学教育改革要求以系统为中心，以医生岗位胜任力及需求为引导，改进整个医疗卫生系统与医学教育系统的绩效管理。通过回顾百年来的医学教育改革实践与展望未来的医学教育变革，相关研究提出了服务于卫生系统的医学教育改革、转化式学习和系统相互依存等新理念与新模式，为全球医学教育改革指明了新的思路和方向，也强调了开展医学教育及相关学科研究的紧迫性。

（三）学科发展背景

早在2005年，欧洲医学教育联盟就提出了医学教育学系的构想，医学教育学正式被定义为一个学科或专业。与此同时，与学科发展息息相关的医学教育及科研领域也一直呈现广泛发展和逐渐深化的趋势，特别是近年来在医学教育或医学人才培养模式方面的诸多研究，从侧面也体现了医学教育学科在各国教育体系中逐步得到的认可与重视。

事实上，自1958年美国凯斯西储学院（Case Western Reserve University）率先建立医学教育研究所开始，世界各地的医学院校也都陆续成立了不同形式的医学教育与科研组织。特别是在20世纪70年代至90年代，许多机构在世界卫生组织（WHO）的支持下得以建立，这是医学教育和研究机构发展较快的时期。在这一发展进程中，医学教育学学科也随着医学教育实践和医学教育的研究而得以建立。

医学教育学是一个实用性很强的专业领域，在这门专业中，学术研究方向、课程和人才培养目标及其对社会发展的影响十分关键。但在这些方面，国外医学教育学在近半个世纪的发展也暴露出一些问题。比如，国外对医药教育部门的建设曾过分强调实用性，教育理论视角狭隘，没有长期发展计划。上述问题在相当程度上限制了医学教育事业的可持续发展。同样，脱离了教学实际的纯理论科研也不利于专业的长期发展，两者互为补充，需要并行发展。因为忽视学术理论研究会降低整个学科的创新能力，会模糊专业发展的未来与走向，不利长期发展；而过于注重学术而忽略实际，不仅会削弱专业的社会服务功能，更会让学术研究成了空洞的理论解释，没有了根基。学术理论主要贡献于学科的一般知识和理论规律；教学实践主要为解决局部、社会或内部问题提供实践基础和方案。因而，几乎所有实践性学科都面临同样重要的问题——如何实现理论与实践的平衡，这也是医学教育模式的相关研究需要探讨的问题。

随着我国社会主义市场经济的迅速发展，医疗卫生领域面临着人口流动性激增、广泛的信息化等诸多问题，同时医疗卫生系统对高质量医学人才的需求越来越强烈。这对医学教育系统的高质量发展提出了挑战，也为医学教育学成为一门独立学科打下了坚实的基础，其应对需求变化的发展趋势也越来越明显。但不可避免地，其中也存在着理论与实践之间的平衡问题。这就要求保持理论知识与实际学科间的动态平衡，这在学科专业的发展中显得十分重要。医学教育专业与学科的发展应该掌握二者的平衡点。所以在现阶段，医学教育专业发展的一项重大问题就是要逐步明晰专业定位，建立有利于自己的发展模式。同时，在这一学科发展背景下，医学教育人才培养理念与发展模式等前沿研究受到了学术界更多的讨论与关注，而相关研究热点的出现、争论与深化正是学科发展进程中一种必然性的体现。

因此，从学科发展的背景来看，医学教育模式转变的影响因素和动因机制研究紧要而且重要，其涉及的主要研究问题有：为什么在一个地域适用的医学教育模式换到另一个地域就不适用了，不同历史时期的医学教育模式转变有怎样的变化机制，为什么医学人才培养模式的转变历程在同一时期的不同地域呈现不同步的状态等，基于以上研究背景提出的问题，需要更为明确、系统的研究综述来展开、提取与整合。

二、国内外研究现状

进入21世纪，医学教育改革问题已成为医学教育研究领域的热点问题之一，引起了众多研究者的关注。医学教育模式研究作为医学教育改革研究的重要组成部分，国内外不同领域的学者从不同问题角度有许多相关研究，然而对医学教育改革与医学教育模式变化关系的研究相对较少，且多分散于医学教育学研究的不同类别甚至是跨学科的研究中。因此，有必要通过文献综述把国内外学者的主要研究成果按不同研究领域及不同层面的问题进行分类、比较与分析，这样有利于对医学教育模式研究中具体问题的深入认识与把控。

（一）国内研究现状综述

国内对于医学教育模式的研究文献主要包括了医学教育模式、医学人才培养模式、医学教育改革、医学课程改革等主题词检索的范围。从研究主题的具体分类上看，有关医学教育模式的文献主要体现在教育改革、模式转变或变革的宏观外部因素研究方面，或是对医学教育模式的概念性解读和界定。在此基础上，对中国医学教育研究领域也提出了许多理论研究报告和政策指导意见，以便推动我国医学教育管理部门进一步调整医学教育理念和教学模式，并探讨优化适应我国国情的医学高等教育创新思路，从而推动医学教育改革的深入发展。根据研究问题的分类综述如下。

1.医学教育模式的基本概念、内涵与维度

医学教育模式的基本概念、内涵与维度是医学教育模式相关研究的基础和重要组成，这在主流学者中已达成共识，即医学教育模式实际上就等同于医学人才的培养模式。但具体的概念辨析与内涵界定仍有不同的论述。如查有梁认为，模式研究是一种科学的研究方法。通过模式研究去分析和阐明相关学科的本质特征以及与其他学科的关系和联系，进而指导人们观察、分析和解决相应的问题。所以，模式研究对人们认识和总结相关学科的发展规律具有重要的历史意义和现实意义。在现代医学教育研究领域，张宝云主要研究了中国古代医学教育的一些代表性模式，并作出了界定，大致有师承教育、学院教育、自学转型和书院教学四种方法，同时也指出现代医学教育伴随着科学的发展而取得了长足进步。

孙宝志从现代医学课程模式的角度进行了探究，指出世界上现代高等医学教育历经世纪的发展，课程模式虽然多种多样，但总体上都可以概括为以专业能力为中心的课程模式、综合课程模式、以问题为基础的课程模式、以岗位胜任力为导向的课程模式等。李望晨从国际人才培养标准的角度，对国内的医学教育管理模式展开了较深入的对比探讨，具体是学校组织体制、教师资源配置、组织管理模式、人才培养机制等层面的对比。研究目的在于为我国未来的医疗人才培养标

准制定和我国医学教育模式变革提供宏观基础，研究得到的结果认为，从中外医学人才培养标准的内涵和差异全方位研究我国医学教育模式的发展趋势，并谋求理论上的重大变革，对最终促进医学教育的改革非常重要。

张新平的研究着眼于医学教育管理的角度和学校办学体制的整体层面，提出了高等医学教育的变革必须与国家的经济建设与变革需要协调并进，而变革的基本动因则源自对社会健康需要的提高与个性化服务的需要等表现。医学教育需要满足社会需求，特别是人的卫生健康的需求。对此提出同样看法的还有秦燕、苏娟，她们以社会实际需要的视角对中国高等医学教育展开了研讨，并指出我国医学教育模式（特别是高等医学教育）必须与时俱进，符合经济社会发展的实际需要，并能够通过“采取提高人文教育、实施创新教育、大众教育和精英教育并重的教学模式，为社会培育富有创造精神、具有高素质的多样化人才”。

姜晓萍研究了传统医学教育模式的内涵和实践，建设性地指出：“随着中国医学事业的进一步发展和人民群众卫生意识的增强，社会上对医务人员的素质也提出了新的需求，而传统的医学教育模式已经无法适应经济社会发展的需要。”通过确定医学院与附属医院的相对位置、完善教师队伍建设、完善教学条件建设、修改教学计划、强化沟通和协作等方式实施医学教育模式变革，更有利于达到培育医药科学创新型人才培养的总体目标。

2.医学教育模式的演变规律和医学教育改革

医学教育模式的演变往往与重要的医学教育改革密切相关，但对于医学教育改革背后的影响因素研究，不同学者还有不同的见解。如赵同领、曹云飞等人从医学发展的角度，对医学教育模式的发展过程及动因加以分析，并指出一切医学教育模式都是符合当时的政治制度、市场、文化教育、科技水准等的发展产物，但对于医学教育模式转变及动因的研究还是相对较少，且缺乏系统性。陈传林在对高等医学教育的发展规律和特点研究中指出，作为现代高等教育的主要部分，高等医学教育既具有现代高等教育一般的客观规律，也有其自己的特殊规律性，并指出医学教育作为一个精英教育体系，是一种由各个教学阶段构成的连贯性教学过程，医学院与其所属医院之间有着不可分割的隶属关系，同时医学人员的发展过程也要经历一些重要环节。这一研究成果，不仅关注了宏观的高等医学教育的普遍规律，更关注了医学人才的成长变化。

与之类似，线福华在研究中认为：“医学教育的根本目的是为人民的卫生保健事业培育合格人才，在医学教育变革中着眼于医学基础教育的新特点，按照医学教育的基本规律，结合实际加以创新，并利用技术创新促进了医学教育的发展，是医学教育发展的重要基础所在。”孙涛与孙宝志在研究成果中探讨了当前医疗教育变革的动因，这种动因直接促进了当前医疗教育教学模式的发展，进而剖析了新时期医疗教学所面临的新变革，并指出必须适应的动因是“风险变化、医学变化、科技变化和教育变化”，只有应对好这些变化才能加速推进我国的医学教育改革，为健康中国建设奠定坚强的人才培养基础。谢松龄把医学模式转变与医学教育改革联系在一起，进而阐述现代医学高等教育模式的演变规律，他认为：“每一个世纪的教育思潮、教育内涵和教学方式，无不受到了文化背景、政治体制、社会经济体制和科学技术思想的共同影响，构成了一个教育教学研究的模式。”医疗教学模式决定着现代医学高等教育的基本思想、内容、方法。因此，医学教育模式需要适应并推动医疗教学模式的改革。

对此，林蕙青认为，医学教育改革要符合医学教育的发展规律。当下“健康中国”战略研究正有条不紊地进行，在此大环境下，医学教育体系需要加速建立与发展，以发挥好基础性、保障性和推动性功能。吴红斌、王维民在研究中总结了世界的医学教育变革过程和发展历史，其中剖析了在新时期我国医学教育所面对的内外部环境的巨大变化，认为在以目标为导向的新时期，我国医学教育变革的意义重大，不但会大大提高我国医学教师的工作效率，更会加快我国医学教育的发展进程。同时，研究还提出了我国医学教育改革与发展的基本走向及路径。

在医学教育改革中，医学教育模式的转变是理念与实践结合的关键一环，起着承上启下的中介作用。但教学管理模式转变中也面临着若干问题，如陈勤等人就在研究中指出，我国传统医学教育管理模式中的实验方法总是落后于医疗理念的发展，如从我国传统的“生物医学模式”转变为“生物—心理—社会医学模式”过程中所暴露的问题。对此，研究人员进一步对这种发展滞后的原因做了剖析，并指出社会规范也影响了医学教育模式的变革，因此，今后的研究必须完善现代医学教育模式改革的理论基础，以打破人们对“意识中心与技术能力中心主义”的过度重视，重塑“意识、素质与能力三位一体的全人教育”的社会规范。

3.医学教育模式的结构与要素

作为一种系统的存在，医学教育模式是一个由多元素构成的整体，我国学者多通过研究医学教育模式要素的方法阐释其结构与变化。而由于认识的局限性，不可能也没有必要将医学教育模式的所有元素进行比较分析，可行的方法是选择对医学教育模式起着关键作用的元素（即要素）进行重点分析。这方面以人才教育与培养模式的研究居多，但都是基于要素分析法的路径，从不同方面阐释教育与人才培养模式的构成要素，以下分类对于医学教育模式的研究也是一个重要的参考。

（1）两要素分类，即培养目标与教育方式。这是教育模式探讨早期专家或学者们所持的看法，但更多的是从人才培养方式的视角来理解教育模式和研究人才培养模式的，所使用的都是比较狭义的人才培养模式范畴。如曾冬梅等指出，培养模式中涉及人才的培养目标（培养规格）以及具体的人才培养方法。

（2）三要素分类，即培养目标、教育过程、教学管理体系（制度）。对此李盛兵指出，现代教育模式主要有三个基本要素，包括培养目标、教育方法和管理。许红认为，培养目标、训练流程和培训绩效是我国人才培养模式的主要元素。陈志强认为，现代医学人才培养模式的基本要素包括目的要素、过程要素与制度要素。

（3）四要素分类，这是目前较为主要的看法，但在具体组成要素上，说法各有不同。刘鸿认为，现代人才培养模式的要素包含目标、课程、培训流程以及教学质量评估。胡玲琳等人指出，现代人才培养模式的四大要素包含目标、入学形式、学习方法以及教学质量评价。

（4）多要素分类，主要包括培养目标、招生选拔、课程设置与结构、培养方式方法、训练过程、实践实习、队伍管理、教学质量评估等几个要素。姜世伟认为，现代培养模式的基本要素有教学观念、目标、教育流程、人才培养机制和人才培养过程评估。陈新忠与董泽芳认为，现代教育的人才培训模型包括了八大要素，即人员培训宗旨、目标、人才培养组织、人才培养机制、导师团队、平台构建、实施方案制订以及人才培养质量评估。

以上研究者对教育模式构成因素的理解既有共同点，又有区别。共同点主要表现为，大多数人都把教育中的“人才培养目标”视为构成要素之一。而区别则主要体现在人们认知的方向与立场上各有不同。

（二）国外研究现状综述

国外医学教育领域对于医学教育模式及相关课题的研究由来已久，内容较广泛。在研究主题的具体分布方面，近年的相关研究主要分布在医学教育变革、医学课程改革、医学教育领导力与医学教育环境四个方面。值得注意的是，虽然较多学者涉及医学教育模式转变的研究问题，但多是在研究医学教育变革、医学实践教学或相关内部因素的过程中体现的，且认可医学教育与医学人才培养的等同关系。现分类综述如下。

1.医学教育变革与医学教育模式转变

2010 年，“二十一世纪医学教育委员会”曾在其专业报告中呼吁，需要培养能更好应对当今和未来卫生挑战的新一代医学教育专业人士，以提升人类健康。在研究背景阐述中，该报告总结道：自 20 世纪以来，随着国际旅行与国际贸易的增长、全球经济的整合以及劳动力流动的日益频繁，世界各地间的联系日益密切。尽管全球化促进了科学、知识和技术的传播，但同时也导致了传染性疾病更迅速地传播。此外，在许多资源匮乏的国家，全球化使得其疾病负担更偏向于慢性非传染性疾病。日新月异的全球形势和不断发展的教育实践为重新审视健康科学教育创造了新的机遇。对此，报告把以系统为中心、以岗位胜任能力为导向的医学教育理念作为第三次医学教育变革的目标。该报告在研究医学教育变革的基础上，相应地描绘出医学教育体系培养人才的新目标与新模式，并为未来医学教育模式转变的相关研究勾画了研究路径，在相关研究领域中具有重要的指导和引领作用。

2021 年，苏珊、金伯利等人在医学教师杂志 *Medical Teacher* 发表的文献中，描述了美国医学协会通过加速改变医学教育联盟来转变医学教育的成功经验与模式。该文是对 2010 年“柳叶刀报告”的直接回应与深入实践，指出医学教育模式的转变需要强大的动机、新的资源支持以及组织与个人的持续努力。

可见，医学教育变革不是一蹴而就的，医学教育模式的转变也是如此，它是一个试错、总结、再试错、再总结的积累过程。同理，在医学教育变革研究领域，有不少这样的总结性报告，其中颇具影响力的是由莫莉、大卫与布里奇特于2010年发表的研究报告。这份报告在总结历史经验的基础上，聚焦于时代变化中的现实问题与社会需求，重点探讨了院校医学教育和毕业后医学教育的新目标与新模式。该报告也是在研究医学教育变革的基础上，论述医学教育模式转变的必要性与实际的转变历程。

以上关于医学教育变革的研究报告与文献有一个共同点，它们的出发点都是著名的1910年“弗莱克斯纳报告”。虽然后续的1912年欧洲医学教育报告也出自同一位改革倡导者，但其影响力还是不如1910年的北美医学教育报告，由此可见，这份百年前的报告对现代医学教育模式的三次转变（特别是人的观念转变）仍具有持续而深远的启发性和影响力。

2.医学课程改革与医学教育模式转变

从教育教学层面看，医学教育模式转变的实质是医学课程的改革，或者说后者的改革成效正是医学教育模式转变的一种最直接的体现。对此，Papa和Harasym在研究中指出，自1765年以来，五项重大的课程改革运动推动了北美地区医学教育的重大变革，进而体现出医学教育模式的转变。该文描述了每一项变革过程中的教育实践、基本原则、固有的教学问题和进行的教学创新，并进一步指出，如果未来的医学课程改革要有效地推进，医学教育工作者必须呼吁与利用认知科学的研究方法和理论观点。相关医学课程改革与认知科学关系的研究仍在继续，提姆（Tim）、柯斯蒂（Kisty）与布里奇特（Bridget）等人在其2019年出版的专著中重点探讨了医学教育实践中的教与学，并借用认知科学理论把医学教育（教学）模式的要素概括为：学习动机、教学目标、教学过程与教学评价。

在医疗培训与教学改革过程中，关于教育模式要素问题的有弗兰克（Frenk）、陈（Chen）和布塔（Bhutta）等人于2010年的调研报告，他们指出本科阶段医疗培训的变革深受医疗教育背景、医疗制度的特殊性质、传统人文价值观、医务人员角色等各种因素变动的影响，从而主张建立全新的医学教育模式，并提炼出名为“4C”的基本要素，包括入学标准、胜任力、教育途径和职业道路。

对于现代医学课程改革与医学教育模式的关系，约翰（John）、罗纳德（Ronald）和段（Dan）等人在其合著中的观点是，传统的基础科学的教学模式是灌输式的，如今所面临的挑战是“在一个新的世界教授旧的科目”。他们相信，在医疗与健康等职业教育领域的研究对于改进未来教育与医学发展是不可或缺的，并且经过思考、发掘、评价、再创造、教学与改进等系列探究步骤，可以找准理想和现实之间的差距。因此，他们进一步地认为，医学教育研究相对来说是新领域，其研究思想、研究方式、研究方法以及分析手段都比较依赖其他的研究领域，而改变医学教育工作者的角色和责任的力量也来自多个方面，包括：医学课程的修订逐步缩减了基础科学的课时比例；采用以学生为中心的、灵活的课程方案，促进学生的身心健康；转向基于结果的教育，注重学习结果和能力；强调医疗卫生服务中的价值观、安全观、质量观；强调职业素养、伦理道德、领导力和团队合作能力等。可见，医学教育模式转变与医学课程改革是紧密关联的。

3.医学教育领导力与医学教育模式转变

在这一研究问题上，文特雷斯（Ventres）和塔拉姆西（Dharamsi）认为，从传统医学教育模式向对社会负责的医学教育模式的转变，要求医学院校对其目标导向和组织架构做出重大调整，同时医学教师也需要具备领导力，通过塑造医学院校的使命，让教育和研究更加对社会负责。他们把具体的医学教育领导力描述为课程开发、教学和榜样作用，医学教师拥有了这一重要的影响力，即可培养真正满足社会需求的未来医生。

关于医学教育领导力的解读，麦基姆（Mckimm）和斯万维克（Swanwick）在研究中指出，领导力、管理和追随力是相互关联的活动，即领导力三要素；在领导变革的每一项努力背后，都有一套或隐含或明确的假设和理论；了解如何带来实质性的变化，了解变革和变革管理的性质对任何教育领导人来说都是至关重要的，在卫生部门工作的领导人尤其如此。

因此，许多学者认为医学教育领导力推动着医学教育变革，进而影响了医学教育模式的转变。如路易斯·潘加罗（Luis Pangaro）在研究中赋予医学教育者的领导力宽泛的内涵，包括教学和评估、课程设计和评估、教育领导和创新、研究和奖学金等。进一步地，他认为称职的医学教育工作者，无论是在临床还是课堂上，都是指那些积极反思自己所做的事情的个人，利用经验和现有证据为他们的教育实践提供信息，并加强对未来医学卫生人才的教育和指导。

由此可见，各级医学教育工作者都会为其学生、同事和其他人提供领导力，而领导力与医学教育模式的转变都会受到终极目标的影响，这一终极目标就是使现在和未来的患者受益。曼尼恩（Mannion）、麦克金姆（Mckimm）与奥沙利文（O′Sulliran）认为，这样的领导力是在一个包括大学环境、医疗组织以及其他监管和专业机构等复杂系统中发挥出来的。这需要领导者或医学教育者理解政策议题、策略、系统和组织，以及对过程和程序具有运营管理的知识，否则就不会有变革和质量提升。他们进一步指出，有效的领导者是变革的推动者，其适应在不确定和快速变化的环境中工作，坚持和沟通核心观点和价值观，使战略适应外部和内部的变化。在此可以看到，医学教育领导力的施展与医学教育模式转变的关键点都聚焦到了人的因素。

4.医学教育环境与医学教育模式转变

有关医学教育环境的研究是个更为宽泛的课题，其中也涉及很多医学教育模式转变的内容。而根据沙哈拉（Shehnaz）等人的研究发现，环境对学业、心理、学习者参与度、教师评价、学生成功表现以及教师教学能力等都有影响，而教学的变化在很大层面上取决于学生之间、学生与老师之间、学生与患者及医务人员之间的交流。

另外，索海特（Shochet）、科尔伯特盖兹（Colbert-Getz）和赖特（Wright）认为，教育环境对医学教育的目标和结果都存在着普遍影响（二者是医学教育模式的关键要素），相关研究会成为医学教育研究和试验中一个极为重要的领域。同时，沃特曼（Wartman）研究了环境因素对医学教育变革的影响。他在研究中指出，医学院的改革涉及院内决策的复杂矩阵系统，还受到外部环境、资源支持与附属医疗机构的协作等因素的影响。在更具体的研究中，约翰（John）、罗纳德（Ronald）和段（Dan）则认为，虽然医学院校的组织方式各有差异，但涉及医学教育改革的决策制定和变革实施环节时，大多数都采用三种基本组织架构模式。他们进一步指出，在医学教育变革过程中，想弄清决策如何制定及如何影响决策，必须跳出“自上而下”的决策思维模式，即需要重点关注内外部环境的相互影响与变化。

在医学教育的未来转变研究中，提姆（Tin）、柯斯蒂（Kirsty）与布里奇

（Bridget）概述了环境因素的相互影响，并归纳出影响未来医学教育走向的五大因素。这些因素包括：教育系统因素，包含医学教育连续统一体中的课程开发，如基于能力的课程、模拟教学、教师发展等；全球化因素，包括移民因素、国际合作和国际标准的制定影响；卫生保健系统因素，包括预防医学地位的提升、基于团队的医疗护理方法以及劳动力短缺问题；文化和社会因素，包括医患之间、患者之间的价值观、期望值与互动方式的改变等；技术因素，包括技术支持的临床医学实践、信息和知识的更新与转变，以及医学教育中教学方法的转变。

（三）文献基本述评与研究问题的提出

1.医学教育研究以静态研究为多见，较少有对医学教育模式发展的动态研究与理论探索

医学教育研究的主要目的是为医学教育者提供理解并改进教学所需的各种信息，它的最终目标与医学研究相关联，都是为了提高医疗实践水平与患者照护质量。根据最终的研究目标，医学教育研究的方法主要可分为定性与定量两种研究方法。其中，定性研究是通过研究人的成长经历以及人类对历史事件的理解，并由此产生人类对所处世界的“解释性理解”。因此，定性研究能够为教育者理解教学提供更有价值的信息，相较于定量研究，其在本书中更具有潜在的优势。但是，国内外大多数定性的医学教育研究仅停留在静态的描述阶段，相关分析也多停留在对人们所说和所做的表面描述上，缺乏相关的教育心理学或社会学理论的支撑，因而也缺乏对表面现象背后的规律性探索。

另外，在对医学教育的发展史研究方面，多见于以国别分类为主的比较研究。其中的研究思路也大多数是静态描述，如呈现各国医学教育的办学特色、学制发展等某些方面，较少以动态变化的视角分析医学教育模式的发展与转变过程。同时在医学教育模式的比较研究方面，研究者长期以来更热衷于对不同模式的比较梳理工作，相对来说，少了一些对医学教育发展规律及其模式转变动因逻辑的探索，即缺乏对相关问题的深度探讨。所以，医学教育模式转变的规律是什么？它与医学人才的培养问题有怎样的联系？这些问题有待于更多研究者的科学回答和解释。

2.碎片性的问题研究比较多见，缺乏对医学教育模式的系统分析框架

现有的国内研究较多是对不同发展形势下给医学教育带来挑战的回应，较缺乏对不同历史阶段医学教育发展进程的纵向比较研究，在对同一历史阶段医学教育模式的要素变化等横向比较研究方面也显不足。同时，对某一特定医学教育模式发展变化背后形成原因的认识缺乏适合的分析工具与框架，这就很难正确认知该历史阶段医学教育发展的原因与模式变化的由来。尽管之前也有一些关于医学教育发展历史进程的研究，它们为后续的相关研究提供了重要文献基础，但是大部分研究都是立足于某个局部视角，对医学教育历史和发展模式进行阐释，或是面面俱到地阐释医学教育模式的内涵而缺乏对历史进程的考察，这些局限性为后续研究留下了探索的空间。因此，构建一套合理、可行的针对医学教育模式转变的分析框架，系统研究现代医学教育发展进程中有代表性的医学教育模式的转变历程与影响因素，探讨其基本规律、经验教训与应对策略，是正确把握医学教育发展方向，加快医学教育改革步伐必须回答的问题。

3.在医学教育模式的发展研究方面，缺乏对前后医学教育模式发展、变化的形成背景与影响因素的分析

随着我国社会经济的快速发展，高质量发展医学教育已成为国家教育与卫生相关部门的共同认知。这就需要教育管理者和政策制定者主动应对外部时代环境的变化，其中对医学教育改革及人才培养模式的科学布局与规律性认识是提高医学教育质量的基础。但目前的研究更多体现在吸收借鉴发达国家的医学教育模式经验，构建符合本土医学教育需求的发展道路，而不太注重那些发达国家医学教育模式之所以产生并发展的背景特征和基础因素，更缺少对不同国家医学教育受到如社会、政治、经济、健康需求影响的深入研究，这一缺项往往会引起“跟跑变道”的问题。如有些医学教育改革措施并没有带来相应医学教育模式的实际转变和人才培养质量的提高；而一些特有的医学教育模式是在特定的历史背景和因素作用下形成的，当被多方拿来借鉴时，因为其适用性的不同，并不能满足特定的需求。因此，只有把医学教育模式产生、发展与转变的背景因素与本质特征等机制机理分析清楚，借鉴之功才真正具有长远的意义。

由此可见，研究不同阶段推动或制约典型医学教育模式转变的影响因素，考

察这些因素作用于不同阶段医学教育模式发展的功能性和逻辑性，以及由此形成的多种教育模式的特征变化，对现代医学教育改革的不断推进具有现实意义，需要更多研究者为此展开系统、深入的研究分析。

4.研究问题的提出

在医学教育研究中，“模式”是教育理论在医学教育实践中的表现形式。它规定了医学卫生人才培养的总体目标和规格，并确定了培养的方法和途径，包括课程体系、课程内容、教学方式、课程建设与绩效评估等。医学教育具有课程容量大、培训周期较长、实用性强、对人才素质要求较高等优势；特别值得一提的是，因为医学生的培训成本比较高昂，所以很多国家都非常重视医学教育培训效率的问题，以及如何保证医学教育培训学员数量的供需平衡等。这就需要在医学教育研究中结合比较教育学、教育社会学的方法，来比较分析医学教育独特的发展规律、模式变化及影响因素，从中找到可供未来医学教育模式特别是医学人才培养模式借鉴的趋势、经验与路径。

以往学者们多关注已有医学教育模式的现状描述研究或单一医学教育模式的问题研究，对于不同医学教育模式转变的影响因素研究报道甚少，较缺乏对模式转变规律性的理论探索与模式形成背景的相关因素分析。为此，本书选定医学教育模式转变及其影响因素作为研究对象；同时在历史上，由学者提出的不同医学教育模式或课程模式在 5 种以上，但最有现实意义且在学界形成共识的是发生于现代的三次医学教育改革与相应的医学教育模式的转变，即从 19 世纪末 20 世纪初开始至 21 世纪初的历史阶段，因此本书研究的时间背景选择为现代这一历史阶段。

关于医学教育模式转变问题的研究，国内外学者的研究主要集中在一般零散问题的揭示和制定对策方面，而对医学人才培养模式发展的教育社会学、教育心理学等理论的研究是近几年才开始的，还较为薄弱。相关研究的问题主要体现在，对医学教育模式转变动因机制的研究重视程度不够，研究视角较为单一，研究方法比较单调，研究的广度和深度有所欠缺，总体上研究缺乏实证性、系统性等。基于以上探讨，本书关注的问题综合起来可以表述为一个问题，即“现代医学教育模式何以转变”的问题，同时需要指出的是，对医学人才培养模式因何变化等问题进行理论探索与深入认识也是医学教育工作者、管理者和研究学者需要承担的社会责任。

三、核心概念界定

（一）医学教育模式

医学教育模式，是介于医学办学模式和医学教学模式之间的概念，在本书中就是指医学人才的培养模式。基于此，医学教育模式的具体解释在学术界仍各有不同。如有观点认为，医学教育模式是对医学教育内容系统和实践过程的统称，它不仅影响着整个教学过程，而且决定着学校的教育质量和办学效果。另有观点指出，医学教育模式只是培育适合现代医学发展模式的医疗工作人员的一个较稳健的方法，包含综合课堂设计、授课方法、课堂组织、教学模式等。也有研究从医学教育模式的内涵与要素的角度理解医学教育模式概念，把它归纳为课程素材、主题、内容、结构、形式与评价。由此可知，医学教育模式是医学教育理念与医学教育实践的中间环节，是对医学教育体系特征及实施过程的概括性总称。不同模式都有其特定的内涵与外延，体现在医学教育模式的转变历程、构成要素与特征分析中。

在本书中，医学人才的培养模式就等同于医学教育模式，其培育流程具有较为固定的规范形式和操作方法。从人类历史上来看，教育模式的实质就是人们对培育怎样的人和如何培养人这两个基础问题的认知与理解。所以，教育模式首先要以特定的教育思潮、学说和特殊的教育需要为基础。同时，经典的教育模式要具有实践性与可操作性、典范性与可模仿性相结合的优势。总体上看，它是一种可在实践中参照执行的标准样式，要遵循人才成长规律与社会需要。因此，医学教育模式在一定程度上决定着医学人才培养质量的优劣以及医学学科的发展。

综上所述，医学教育模式这一核心概念在本书中的界定为：在一定社会卫生需求和教育理念的指导下，通过教育实践活动规模化地确立医学人才培养目标、内容、方法和评价体系的总体形式。

（二）教育模式转变

教育模式转变是与教育改革相关联的，一般而言，教育改革的核心往往是教育模式（侧重于培养模式）的变革，教育模式的转变直接与教育变革相关，重大的教育变革会引发教育模式的规模化转变，因此教育变革的相关理论也适用于教育模式的转变。从概念上来看，对教育的改革不仅是为了将新的教育政策付诸实施，它还意味着改变教学文化，从而改变了校园、学区和大学文化。教育变革的整个过程体现着复杂性，而教育模式的转变可以被看作认识、理解并管理这种复杂性的一个切入点。从概念上分析，模式转变指在一定时期的历史进程中，模式结构及要素产生的变化，其改变符合事物的发展规律与逻辑。教育模式转变，表达了一种或几种教育模式的动态化过程，并于其中隐含着教育教学活动的发展规律和运行机制。研究教育模式的转变，可以更好地理解和把握某种教育活动的历史发展脉络，清晰、简化地表现出特定阶段教育发展的历史轨迹和未来方向。

因此，本书将教育模式转变的概念界定为：在特定教育理念转变的前提下，由一种类型的教育活动到另一种类型的教育活动的规模化的动态变化过程。基于以上概念，本书拟在纵向层面探索医学教育改革进程与模式转变历程及特征，以医学教育模式转变这一独特的视角，揭示医学教育的历史发展规律；在横向层面，侧重于研究医学教育连续统一体中不同阶段教育模式的教育目标转变、要素内涵变化与相关影响因素的分析，以进一步探索医学教育模式在医学教育实践中的形态与应用，为未来的系统研究提供理论依据与文献参考。

（三）医学教育连续统一体

医学教育连续统一体包括院校（本科）医学教育、毕业后（研究生）医学教育和继续医学教育（继续职业发展）三个发展阶段，是临床医学高等教育体系特有的教育设置，它为不同时期及不同年龄阶段的临床医学人才提供了从学科知识、专业技能到职业素养的全方位教育培训，体现了教育过程终身性的制度安排。本书中的医学教育为临床医学教育，其主要目标为培养医师。医学教育属于终身教育，其教育改革受诸多因素的制约，这些因素包括经济、政治、科技和文化的发展。虽然医学教育连续统一体代表了一个相当顺利的连续路线，但在实践中，更多的是三个阶段作为单独的实体在特定的时间段内相互重叠而实现的。

医学教育连续统一体以培养临床医生为主要任务，它为不同时期及不同年龄阶段的临床医学人才提供了从科学知识、专业技能到职业素养的全方位培养与培训。需要关注的是，三个阶段的教育模式转变及彼此衔接各有特点与原因，主要体现在教育对象、教育目标、教育内容、教育方法和教育评价等关键要素的内涵变化中。但是，医学教育连续统一体三个阶段的教育模式并非同时出现，它们也是在一定的历史和社会经济发展的条件下逐步产生并确立的（例如，医学教育连续统一体全球化共识形成的标志可追溯到2003年《医学教育全球标准》的颁布）。

四、医学教育模式构成要素的内涵分析

医学教育模式可以看作在遵循医学教育规律的前提下，为提高医学人才培养质量和效率而产生的一种相对稳定的集教育方法、方式、策略、理念于一体的实践模型。作为理论与实践的中间环节，学术界通常把模式理解为经验与理论之间的知识系统。而系统则是事物的基本存在方法，也是人类了解事物的一个最主要的科学方法。医学教育系统也可被看作一种相对单独的教育体系。因为一个系统通常是由若干个要素所组成的，属性、结构及所处地位不同的元素对作为整体的系统的作用或贡献也不同，在对某些特定阶段或节点的观察实践过程中，研究者会发现有一些特定的元素始终对系统的性质和结构起着主要或关键的作用，这些元素就被归纳为主要的元素，即要素。

对此，必须选择关系医学教育形态及其运行的关键要素和主要特征进行重点研究，以此作为分析框架论述不同阶段的医学教育模式转变及因素作用。这些要素以不同形式组合，因其在社会发展过程中的内涵与外延的不同，形成了不同的医学教育模式。本书基于比较教育学理论，重点分析医学教育模式转变过程中的四个关键构成要素，即医学教育目标、医学教育内容、医学教育方法和医学教育评价，同时这四个要素也构成了一种教育循环，遵循并体现着教学设计的原则。

必须说明的是，教育基本要素和教育模式要素存在着差异。教育基本要素通常是指教育系统一般包含的三个主要要素——教师、学习者和教育的影响（教育措施）即教育三要素。因此可以说，教育要素是形成教育模式要素的基石，在教育模式要素的所有组成部分中都必须包括有关教育的要素，二者可理解为底层基础与上层建筑的辩证关系，教育要素可视为基本要素，教育模式要素为发展要素。医学教育属于专业化的教育，其发展必然也符合教育系统发展的一般规律，其基本要素和发展要素也与一般教育相符合，但因为医学教育的专业性与特殊

性，其各要素的内涵与外延也有不同，以下逐步分析论述。

（一）医学教育目标：教育理念的制度化

医学教育是根据特定的社会需要，采取一定的目标、规划，有组织地培训医疗人员的活动。由此可知，医学教育最核心的内容就是培养医学人才，如临床医生的培养与教育。这可认为是狭义的医学教育目标，即在一定社会范围（国家或地区）为所属各级医学教育的医药卫生人才而制定的总体要求，是整体医学教育的核心任务。而围绕这一核心任务，医学教育的实际目标还有传承医学知识、技能和经验，以实现最终的对患者的医疗与照护；发展到现代医学后，其主要教育目标还包括基础医学、临床医学、预防医学等专业的科学研究。这可认为是广义的医学教育目标范围，即对医学教育活动产生导向意义的目的范畴（也称为目标领域），包括在各个阶段期望达到的目标等。但按照广义的教育目的的划分方式，其构成层级又有高低位次的划分方式，即分为：教育目的、培养目标、课程目标、教学目标等，各个层级所指名称的内涵和产生意义的特点既具有统一性，又具有相应的独立性。但是，狭义和广义的教育目的划分也不是绝对的分界线，例如，在现代医学教育研究中，其核心目标是为社会培育所必需的医药卫生人员，而现代医学教育尤其是在医学教育连续统一体中，其教育目的在不同阶段有不同的侧重与特点。本书中关于医学教育目标和有关教学目标的层次化讨论，正是根据医学教学的核心目标和终极目的，从医学教学连续统一体中逐步进行分析的。

医学教育连续统一体各个阶段的教育目的有其连续性，更有其阶段性并呈现出层次化的进展性。如在院校教育阶段（本科医学教育），其主要的教育目的是为下一个连续阶段的成功提供必要的临床技能和知识，具体的目标还包括为计划从事任何医学实践或毕业后教育和培训的学生提供他们需要的内容。在下一个阶段，教育目标主要是发展临床胜任力，具体是培训年轻医生使其不断增长知识、锻炼技能、修炼职业态度和行为，为其以后独立胜任临床工作而做准备。而且这一时期也是年轻医生“掌握知识与技术，并逐步建立职业认知，不断养成贯穿整个职业生涯的学习、行动、心态与价值观的关键时期”。在其后的继续教育阶段，教育目标更接近医学教育的最终“服务群体”，即医疗照护下的患者群体，同时也包括对医生群体本身的职业关照。因此，继续医学教育（继续职业发展）被认为是临床医生发展、优化与其职业生涯相关的知识和技能的主要方式，其主要目标是提高职业医学人才的岗位胜任力、绩效表现与职业成就感，以帮助临床医生为患者提供尽可能最好的照顾与治疗。

总之，医学教育的核心问题就是培育什么的人才以及怎样培养医疗人员，其最终目标是对患者的照护与医治。因为医学教育的特殊性与重要性，其教育目标呈现阶段性和层次化的发展，但其实质是医学教育理念制度化的一种体现。同时，教育目标的选择与确立必然会受到社会因素和人的自身发展因素的各种影响，医学教育更是如此，关于教育目标及教育模式的影响因素问题会在后面的章节重点论述。

（二）医学教育内容：教育模式的知识载体

教育内容，一般是指在一定的教育目的（目标）的指导下，把经过筛选的知识、技能、行为准则、价值观等，在满足社会和个人需求的基础上融入教育活动，通常表现为课程的形式。在本书中，医学教育内容就是指医学教育中的课程。

我国的“课程”一词始见于唐宋。宋代朱熹在其《朱子全书·论学》中就有“小立课程，大作功夫”等相关论断，其意思即功课内容及其进度。在西方的教育历史中，“课程概念”一词源自拉丁文的“Currere”，意思是“跑道”，因此课堂可以理解为“学习的进程”。每一个课程概念都有其社会历史背景、认识论基础和方法论根据，并且其中所指的课程概念可能并不是在一个层面上的。历史上，许多教育学者对课程的理解和定义都不尽相同。但综合而言，教学过程可认为是对人才培养目标、课程、教学方法的策划与设计，是对教学计划、教学大纲等各方面实践步骤的一种总和，是一种体系。根据以上原则，课程制定者始终在不断的整合中对其进行筛选（这里整合的定义是形成、协调或融入一个运转着的或统一的整体中）。因此，关于课程及其体系的各种定义其实都反映着定义者的基本观点和取向，其背后都有相对应的理论基础和现实意义。

在医学教育领域，有关课程的主题及相应理论也有很多的衔接与差异。比如从医学教育连续统一体框架来分析，院校教育阶段主要制订和实施本科层次的课程计划，并且其模式在不断发展，以确保医学教师意识到本科医学教育在医学教育连续统一体中具有的独特地位。在医学院校教育阶段，课程体系至少包括对基础医学、临床医学和社会人文科学知识清晰的理解，以及在医疗背景下，解释人体环境中健康和疾病的过程，且需要了解医学生进入医学院校之前的情况。同时，医学课程体系的设计、制定与实施一直受到种种认知因素和社会因素的影响，这些因素主要包括医学教育发生的背景、医疗系统的性质、文化价值观、医疗保健性质和医生角色模型的不断变化等。从这个角度看，历史上医学课程体系也发生着多次的变革。如有研究把这些转变阶段总结为：学徒模式（1765）、基于学科的课程模式（1871）、基于器官系统的课程模式（1951）、基于问题的课程模式（1971）以及基于临床表现的课程模式（1991）。从现代化发展的角度可以看出，每个模式都有其优缺点，且在现代的医学课程中通常会反映并表现为混合的模式，以利用每种模式的优点并弥补其不足。

在此值得注意的是，在所有教育系统中，课程是实现该教育系统目的和目标的有力工具或手段，是决定教育质量的重要环节，更是教育模式发展过程中的一种知识载体。因此，教育内容或者说课程的变化不仅是教育改革及模式变革中最关键和最敏感的部分，也是教育改革及模式变革的突破口。从这个意义上说，医学课程模式的转变可以看作其所属医学教育模式转变的一个缩影和代表。

（三）医学教育方法：教育实践的效率体现

教育方法是指为实现教育目的（目标）并完成规定的教育内容，而采取的各种教学方式、程序以及运用的教育工具方法的总和。从教育的基本要素来分析，教育方法包括教育者施教的方法和在教育者的指引下学习者受教或自我教育、学习的方法。教育方法必须具备实践性，在一般性质上具有民主性与专制性、启发性和灌输性的基本区别。而基础教育的方法则存在着独特性，在各个历史时期以及各个地缘国家，都存在着相互传承与借鉴的关系。基础教育方法的发展主要受一些因素的影响，具体包括：一是教育教学的特点、作用、目的、内容和环境条件等；二是教育工作者和被教育者身心发展上的倾向、水平和差距；三是对教育科学研究和德育方法论的指导。教学方式富有普遍性和稳定性，而在具体教学实际中方式的应用并无既定模板，常以一法为主，多法为辅，以实现各种方式的综合作用。在本书中，所谓“教育方法”指在不同学习环境（情境）下的各主要教育策略及教学方法。

医学教育的方法因为医学教育的专业性和实践性的特点而更具多样性，在不同的学习情境下可选择不同的方法。其中，最为常见和传统的是授课法。“授课”一词通常表述为“以教学为目的，围绕特定主题在听众面前进行的讲述”。授课教学法的效果取决于教师的专业知识和学生的课堂参与度。相比之下，授课教学法的优势是可以使更多学生参与，能够及时呈现最新的信息，并从大量的信息中总结、提炼主要信息，从而能够聚焦关键概念、核心原则或观点。其目的是通过为学生提供学习引导和概念框架的方式，帮助学生为有效的主动学习做好准备。但其问题和限制也比较突出，有大量证据表明，在医学教育过程中，特别是在培养临床技能、态度和高水平知识运用等整合化的课程方面，授课并不适合所有教育活动，因而授课教学法不是最理想的教学方法。对此，床旁教学法为临床教师为学生做示范，并对患者进行整体治疗提供了一个独特机会。床旁教育可被界定为有病人在场的教育，包含在住院、门诊课程、临床讨论和供学生训练临床技术的模拟中所进行的课程等。床旁教育是医学院校教育的核心内容，学生会因直接接触病人而获得精神激励，经过榜样教育的示范作用后，会让学生掌握应用于基本医疗阶段的知识，从而体会医疗的人文精神和医疗的科学艺术。正如美国医学教育家威廉・奥斯勒所指出的：“要了解疾病现象，不知其理，如同在未知的海上航行；而不接触患者，则根本未到海上。”在特殊的临床环境中，经典的临床教学方法将病人、学生与老师构成了“学习三联体”，在其三者相互作用下，该教学方法将为学生有效学习创造一种理想的情境，对于训练其临床推理、交流技巧、职业态度，以及同情心等十分有利而且难以替代。

在医学教育活动中，医学教育的方法远不止于基本的授课或床旁教学，其通常呈现多元化、综合化的使用。例如，在毕业后医学教育阶段，住院医生的许多知识都是在工作场所中照顾病人，或完成某些临床作业任务时获得的。住院医师的临床指导工作或许会随时随地教育、引导和授课，也或许会通过各种教学工具去框定其观点和反馈意见。在此情景下，尚未列入正式教学活动中的个人感受与经验，在学生的整体教育过程中将变得特别关键。其中，榜样角色是一种重要的教育策略，这一策略基于社会学习理论为主的教育心理学研究，可以在每个层次的教育工作中使用。在以工作为基础的学习中，榜样是毕业后医学教育阶段学习者获得职业认同和促进知识技能提升的一种重要方法。由此可见，在医学教育过程中，由于教学情境、教育阶段和教学目标上的差异，其相应的教学策略和教学方法也不尽相同，其实质上是教育或学习实践中的一种效率高低的体现。

（四）医学教育评价：教育循环的再开始

教育评价，一般指教师在某种教学观点的影响下，基于一定的教学目标，通过并运用相应的技能和方式，对教师所进行的各种活动（包括教育过程和教育结果）作出科学评估的过程。据此定义可知，教育评价的对象在广义上可能包括了教育的所有内容，在一般的学校教育中，教育评价的对象主要是指学校、教师、管理者，以及课堂、教学、教学程序、教学机构，还可以是教育模式、教育制度、教育目标等。有学者认为教学评估是一种“验证教学思路与方法的过程”。纵观教育评价理论和方法的历史演进，一般的教育评价主要经过了古代的传统测试、近现代的科学技术测试，以及当代的科学研究测评三个不同阶段。而发展至今，已经出现了以学校教学人员全方面工作及宏观决策为对象的宏观教育评价、以教师全方面工作为对象的中观教育评价、以学习者为对象的微观教育评价。具体来说，教育评价的类型按目的可以分为诊断性评价、形成性评价和总结性评价；按评价者分为自身评价、同行评价、社会评价等。关于教育评价，美国学者布卢姆曾概括性地认为，教育评价既是一个证实性的方式，借此能够获得或判断学生的学习水平以及教师教学的有效性，也是一个辅助手段，借此能够使教师教学的终极目标和学生教育任务目标得以进一步体现；既是一个观察学生在教育活动中发展到如何程度的过程，也是一个进行学术研究和教学实验的重要工具。总而言之，教学评价就是一种“反馈—矫正系统”。

综上所述，本书中的医学教育评价，是以教育三要素为主体或对象的评价过程，即对学生、教师和教学的评价。在医学教育的评价系统中，教育评价的理论基础和教育评价模式的建立，也多是以教育心理学研究为基础的。因为医学教育的特殊性，其评价往往需要基于不同的理论综合开展，以建立一个良好的评价体系，其中包含不同的测试方法，且每种方法服务于单一目标。如在对学生的评价活动中，终结性评价在医学院校教育阶段是比较直观、普遍且易于操作的。再如诊断性评价等在以前医学院校的学生入学前也发挥了重要的作用，以考量该学生以后是否适合从医。另外，在现代医学教育模式中，诊断性评价及测试更多应用于继续医学教育，其评价目的是确定学生的教育需求，以优化学习，评价常会显示学生的长处和不足等基本状况。而随着现代医学模式及观念向基于胜任力教育模式的转变，以测试教育需求为主的诊断性评价会变得越来越重要。类似的需求评价也存在于医学教师的职业发展中，通过设计合理的评价体系促进医学教师个人的发展，提高其在教学、研究与管理领域的知识和技能水平，为医学院校及其教职工适应医学教育改革中的新角色做好准备。

由此可见，医学教育的评价体系是医学教育模式各要素中的关键一环，其把控并检测着教育课程和教学方法的变革成效，同时也是贯彻教育目标、提升教育质量的直观而实际的举措，教育评价的科学执行对接着教育目标的顺利完成，其与教育目标有相关性和一致性。所以，对医学教育的评价既是一种全新教学循环的再开始，也是对医学教育模式整合功能改革的再评价。

第二节　文本分析与历史研究

一、对医学教育改革代表性文献的文本分析

（一）文本资料的选择

自 20 世纪初到 21 世纪初的百年来，医学教育模式经历了数次转变，其直接原因是医学教育改革的不断推进。因此，分析医学教育模式转变背后的影响因素与动因机制，就是分析推动医学教育改革发展的背景因素和内在机制。在医学教育的改革历程中，一些代表性研究报告的发表与传阅起到了改革推进剂或催化剂的作用，如美国在 20 世纪初期先后在临床医学教育领域（1910 年）、公共卫生教育领域（1915 年）、护理教育领域（1923 年）和口腔医学教育领域（1926 年）发表报告，可以说这些报告促成并开启了现代化进程中的第一次规模化的医学教育改革。

通过对上述文献的研究发现，报告作者在开篇均涉及了当时社会的需求以

及医学教育体系内部的诉求，对为什么需要改革与发展、如何适应社会系统的需求等背景因素问题做了不同层面的剖析与论述。如在代表第一次医学教育改革的“弗莱克斯纳报告”中，上半部分着重介绍了20世纪初期美国医学教育的普遍现状与社会经济背景，从这个背景因素出发展开调研和细分问题的讨论。经过深入分析报告中提到的历史背景，可以发现当时很多新的医学院校的成立，是由洛克菲勒基金会、卡内基教育发展基金会以及其他类似的组织所领导的美国慈善事业赞助来实现的，许多当时的教育改革也是由上述的组织以特有的目标推动进行的。类似于弗莱克斯纳这样的研究者大多受雇于这些组织，其报告产生的深远影响力也是通过这些组织的推动来实现的。正像后来弗莱克斯纳在推出有关北美医学教育报告的两年后，就把自己的医学教学研究推广到了德意志、奥地利、法国、英格兰和苏格兰等地区那样，实际上当时被称为“弗莱克斯纳模式”的教学理念，早已在建立医学院或医科大学的实际行动中获得推广。其中也包括对我国医学教育发展的影响，为人熟知的例子就是于1917年正式成立的北京协和医学院。因此，如果在医学教育改革及模式转变的背景因素探究中，忽视了特定组织目标的影响，那么医学教育模式转变的深层原因及重要因素是得不到彰显的，研究也难免会浮于表面。

综上所述，在文本资料的选择时，其代表性和覆盖性尤其重要。即首先该文本资料（研究报告、文献综述等）在医学教育改革进程中是无法忽视的，其次文本的内容要能覆盖并说明当时的社会发展背景或特定的环境因素。基于此，经过进一步的文献分析，上述两项条件，在国际医学教育专业委员会于2010年公布的关于21世纪国际医学教育研究报告的参考文献表中，都可以得到满足与体现。因为该报告不仅是百年来发生的第三次医学教育改革的代表性报告，更是分析归纳三次医学教育改革发展进程的一篇高质量的文献综述，其推荐的不少报告文献的代表性与覆盖性都是医学教育专家委员会的共识，具有高度的研究参考价值。因此，本书中的核心文本资料有选择地参考了该报告推荐的文献，同时也结合前期的研究准备工作与领域内的专家共识，对文本资料做了进一步的适当增减。通过以上的筛选工作，最终确定了需要深入分析的文本资料。

文本资料不仅包括阐述第一次医学教育改革的12个代表性文本，发表的时间跨度从1910年到2011年；也包括阐述第二次医学教育改革的12个代表性文本，发表的时间跨度从1963年到2009年；还包括在第三次医学教育改革的文本中有代表性的12个文本资料，发表时间跨度从2002年到2010年。从文章发表的时间跨度中可看出，对医学教育改革并非一蹴而就的，对医学教育模式的改革也是个长久的过程。在本书中，对于文本资料的选择力求全面性和代表性，在对照参考有关综述性报告或文献的基础上，选取了现代医学教育发展史中重要的医学教育改革报告与医学教育模式相关文献资料。但由于第一手资料搜索与获取困难度较高等原因，同时个人研究的认知与覆盖度有限，难免有一些历史资料没有涉及或无法找到原文。

（二）分析方法的选择

文本资料的分析方法借用质性的文本分析法，具体的分析方法为质性文本的主题分析。质性文本分析是一种分析形式，其核心方法是对文本的理解和诠释，有别于传统的内容分析只是表面的文本出现频率的统计，质性文本分析呈现的是一种诠释分析法，其编码过程通过诠释、分类和分析来完成，强调与人的理解和诠释相关联。在研究过程中，质性文本分析还体现出一些重要特征；首先是分析的核心是类目和编码过程，是系统化分析，有着一系列清晰的规则用于指导分析的每一步；其次是要对整个数据的所有文本进行分类和编目，不局限于被选定的部分数据，因而可以根据具体文本来创建类目；最后是需要进行阐释学的诠释和反思，既要意识到事物发展影响因素间的互动形式，还要注意确认质量标准，以达成编码的一致性。

具体来说，对于医学教育改革报告的质性文本主题分析，即围绕“医学教育模式何以转变”这一研究问题，对文本内容进行充分的认知与理解，在此基础上，把文本的重要段落做标记，创建主题类目（即把文本中描述影响因素的内容归类），通过对类目进行再次的编码和界定，最后基于类目进行诠释分析，并得出研究结果。这一分析过程的目的，是从文本分析的实证角度印证前一阶段理论研究框架构建的准确性，同时为下一阶段在理论框架下的影响因素分析做充分准备。

在本书中，之所以采取质性文本主题分析的方式，主要有两大原因。

一是出于研究可及性的考虑，因为研究的时间跨度较大，其量化研究所需要的数据保存极不完整，也不可能一一对应找到。同时，通过前期的文献综述和相关理论研究，发现采用质性的文本分析方法来研究医学教育模式转变影响因素的问题，是可行但研究者比较少涉及的，尤其是在医学教育模式的研究领域，借用质性文本主题分析法来分析医学教育改革的相关文献，从而分类归结出影响医学教育模式转变的各个因素，这一研究路径在教育学的其他分支领域是有先例的，所以借用质性的研究方法来分析医学教育模式转变的影响因素与机制的问题是可行可选择的一种方法。

二是由质性文本主题分析法本身的特点所决定的，其主要优势与特点如下：首先，不必在计划阶段就开始形成假设，质性文本分析法的各个阶段不同于传统假设推论模式中各种分析法的各个阶段，它们彼此并没有严格地分开，质性文本分析过程延续的是所有研究具有的一般顺序——从形成研究问题到分析再到最终的研究结果报告；其次，数据都是在实际情境中编码的，既不是机械的，又富有阐释性和解释性，并且原始数据（即语言数据）在编码之后仍然很重要，编码完成不表明它的结束，它对于之后的分析而言也是有用的；最后，是在物质性文本分类的不同形式中，类目并非单纯地把实证结果转化成与一个数据的关联性，它更有架构和系统化的意义。

综上所述，质性文本主题分析适合于对医学教育模式转变的影响因素与机制的定性分析，能够为解答医学教育模式转变动因的问题提供实证性的依据与深入研究的准备。在此基础上，本书拟对医学教育改革的文本进行分阶段的分析，先把每一阶段的改革文本单独分类（主题类目），并在该主题类目下按照初步界定的子类目对每一个文本进行分析。主要的子类目包括：报告撰写人或发布者、报告针对的问题与论点、报告发布与问题提出的背景、报告文献的适用范围、报告所述改革对应的医学教育模式、报告的主体内容与模式要素变化、报告的意义。重点分析报告发布与问题提出的背景（以下简称背景因素）、报告的主体与模式要素变化（以下简称模式要素）两大部分，并把这两大部分进一步建立子类目。在背景因素部分建立外部因素、内部因素、因素互动与其他子类目；在模式要素部分建立教育目标、教育内容、教育方法、教育评价与其他子类目。在对文本诠释分类的基础上，把现代三次医学教育改革中的每一个代表性文本进行综合比较，通过建立主题矩阵表格，系统性地展示与分析医学教育模式转变的影响因素与模式要素，为进一步的理论分析与机制探索做准备。

（三）对代表性报告的文本分析

本部分旨在在通读代表性报告全文的基础上，对报告的整体进行不同主题的分类，以概括性地描述和阐释报告文本的基本信息与主旨内容，重点分析各报告产生的背景因素。基于这个要点，对一些报告的文本分析会截取其主要章节和部分进行，而非盲目地全部铺开。如在对弗莱克斯纳 1910 年报告的概括性叙述和背景因素剖析中，就主要提取了其报告的第一个部分并加以说明，由于该部分详述了当时美国医学教育的历史背景和状况，包含较多对第一代医学教育改革背景因素的文本阐述，是对本书极有价值的。相比之下，报告的第二部分多是对当时美国各州医学院的微观描述与数据展示，而直接涉及背景因素的内容减少。

二、第一次转变：以学科为中心、以现代科学为导向的医学教育模式

（一）20 世纪初期医学教育改革及理念的转变

这一时期的医学教育改革虽然以 20 世纪初期北美地区医学院校的巨大变革为主要表现，但改革的萌芽却在 19 世纪末甚至更早的时期就开始出现了。19 世纪早期的医学，因受到当时迅猛发展的政治、社会和人文思想的影响，而独具特色。最主要的表现是生物医学模式及其观念开始成形，与此相对应的医学教育的新模式也在酝酿之中。自 19 世纪开始，进入医学院学习开始变得既容易又困难。容易是因为希望学医的学生只要中学毕业就可入学，但是，一旦离开了教师的讲解和指定的作业，学生就不知从何学起，在医学院的学习产生了困难。所以，在这一时期一种新思潮的创导者德国教育家威廉·冯·洪堡提出了主动自学的思想。他主张学生应该能在身体上、伦理上和智力上自主发展和自主行事，并产生浓厚的探索科学知识的愿望。在医学教育领域，当时的柏林大学医学院便是最先提出这种独立自由教学思想的院校之一。

具体来说，这种独立与自由的思想浪潮，从授课方面、学习方面及科研与教学结合方面推动着当时德国医学教育的发展。如柏林大学医学院始建于1810年。而在 1809 年至 1810 年间，洪堡曾任职于德国的内务部，并担任文化教育科科

长，负责主导教育工作。其成就之一就是成功地使政府批准了柏林大学的创立。洪堡的指导思想是“把科学问题看作是未经很好发现，甚至永远都不可以彻底解决，所以必须从来没有止息地去探索的一种东西”。他还主张这应该作为所有学术机构的主要观念。这样，在洪堡看来，经济独立和自主发展也就应该作为学校进行科学研究活动的首要原则。而这些思想既是新建立的柏林大学的主体思想，又逐渐成了后期建立的其他院校的主体思想之一。

因此19世纪末，新的医学教育理念与教学模式在柏林大学医学院得到发展并渐渐成形。但实际上这一理念转变并不是因为单一的因素被触发的，而是在新的世界格局发展中互动整合产生的。美国的医学教育也深受欧美高等教育思想的影响，诸如1893年约翰·霍普金斯大学医学院的建立，以至于后续以该学校为理想模型的弗莱克斯纳报告，都是深受当时欧美医学教育新理念和改革思想的影响，并由此导致了当时美国医学教育由传统的以师带徒模式，向现代医学为高等教育模式的过渡。也因此，有学者指出美国的传统医学教育制度因而分成了两个阶段，即以19世纪70年代为划分点，前后又包括了传统医学教育制度的无序发展阶段和传统到现代医学教育制度的萌芽阶段。同时值得注意的是，从某种意义上说，这个时期的大学革命对美国高等教育的影响是深远的，因为这不只是高等教育体系及结构的改变，如在旧的学院基础上建立新的大学，并衍生出多专业的技术学院与研究生院，更为重要的是改变了专科学院的课程设置与教育内容，发展了职业性训练，如临床教学等。同时，由于这一时期医学教育思想的变化结合着现代科学技术的进展，从而突破了学校固有的知识系统和课程体系，使得固有的单一学科系统中包含所有的新知识内容，以经验传授为主的医学教育模式悄然改变了。

（二）医学教育模式转变历程——基于要素变化的分析

19世纪末20世纪初，由于医学教育改革和科学思想的广泛引进，相应的医学教育模式也跟着进行了改革，其显著特点就是由传统的师带徒模式转为以学科为中心、以现代科学为导向的医学教育新模式。在这一历史发展过程中，之所以说医学教育模式出现了变化，是因为其基本构成要素的内涵与外延均发生了实质性的变化，并呈现规模化的发展态势。因此，结合之前构建的模式要素比较框架，现拟从要素内涵变化的角度阐述这一阶段医学教育模式的转变历程（对后续两次转变的历程分析采用同样的框架与方法），具体分析如下。

1.教育目标的变化

以学科发展为中心的、以现代科学为引导的新医学教育模式，其教育目的和理念发端于19世纪初欧洲大学对全新的教学理念与教学模式的探索。在这一探索过程中，学校不仅是职业培训的专门机构，更是开展教育科研和知识传递活动的场所。同时，在这一新理念中，高校培育的人才将不只简单地掌握专业知识，还需要学会理解知识、消化知识并独立地判断知识的真伪，这样培养出的人才其个性才能得到真正的养成与彰显。新理念认为，只有在人的个性得到充分发挥时，人们才有可能根据自身的爱好与职业期待来选择发展各自的社会价值。而新的教育理念认为，只有科学才是促进个性发展的唯一途径。这样，科研也就在高校取得了前所未有的地位，高校成为最主要的科研场地。如同德国教育学家鲍尔生所说，柏林大学是“将学校当作专心并致志于认真地研究和科学教育的组织的典范”。

在对医学教育目标的制定与理解过程中，当时的教育新理念对此影响很大，并表现在多个方面。如在授课治学方面，19世纪末的德国医学院，其课程的目标多是由学院决定的，国家基本不干涉医学教育目标的制定与实施。因此，当时医学院的教师只要被任命为主任教授，就有权自由地开展某些领域的科学研究，就能够在本学科内自由地通过其他方法向学生教授他们觉得适宜的教学内容。同时，在当时学术自由化的思潮影响和作用下，医学院内的工作竞争十分激烈。但在教学内容上由于没有一个准则和明确的目标，加上当时在医学院内往往不大重视这些，因此只是年复一年地重复着相同的讲授内容。

在学业自由方面，由于自由思潮的影响，对学生学习目标的规定也缺乏统一性，而新的教学理念并不主张被动的说教式教学。为此，洪堡曾建议说：“学生只需要偶尔到课堂上听听课，因为学生需要为自己和为科学而活。”不过其建议还是较为理想化的，由于当时学生都希望在将来能够处理好病人，因此需要了解所有最基本的专业知识，而对于日常看到的事物和知识都已经觉得无法消化了，因此完全没时间去关注真正的科学。事实上，学术自由的思想也曾受到在19世纪中期发展起来的、专门培训外科医师的专业技术学校的强烈反对，由于这些学院通常只是培训临床医生的工作助理而并非专门培训专业研究人才，从这个实际出发，它们需要明确医学教育的目标。

不过，在对于医药人才培养过程中科研和教育的融合方面，当时教学理念无疑为医学院增添了生气，并推动了科学的发展。如柏林医学院在成立后，便注重科研和教育的融合，并由此使医学院成为学校的重要组成部分，推动了19世纪的科学变革，也成了后来各医学院校的发展榜样。但科研和教育能够融合在一起，其前提条件就是必须建立好的实验室和附设诊所，并将其作为学校的一部分，即使在医院内也必须设置实验室。所以，当时的德国医科教授们在大量进行科研项目的同时，在医学系内也重视培养学生掌握科研技术的能力。如早在1860年，学生便开始进行科研的训练。这些明确的医学教育目标，不仅使许多学生掌握了科研的基本手段，同时在拥有较强指导师资和实验设施保障的情况下，学生还能够掌握有意义的临床研究与统计知识，并进行有意义的基础课题研究，甚至进行某些出色的试验研究。

在此期间，还形成了关于科学研究的新概念。过去，在很长时期内存在一种误解，认为只有实验室研究才是科学的研究方法，而在病房里进行的临床研究只是经验之谈。由于科学研究的蓬勃发展，这种认识才逐渐改变。正如美国的医学教育改革家弗莱克斯纳所指出的那样，“科学并不在乎在哪里观察或如何观察，它所关心的只是观察的有效性、精确性和一致性。”而实验室研究和临床研究的区别在于使用的手段不同。由于对科学研究的概念在认识上有所发展，临床研究和培养相关研究人才受到重视，并且这一教育目标的转变逐步与实验室研究结合起来，促进了医学科学和医学教育的发展，从而产生了现代医学教育，医学教育在新模式下的目标也转变为培养现代医学人才。

2.教育内容的变化

由于自然科学与医学科学的蓬勃发展，医学系的课程越来越多，并逐步分为单独的课程，由专业的教师讲授。其中解剖学为第一个单独产生且设有教授席位的课程之一。生理学曾一度和解剖学一起教学，但后来随着化学和物理的进展，生理学的内涵也不断地更新，逐渐与解剖学课程分开教学。而单独设立生理学教职也比解剖学晚了一百多年，因此不少过去曾同时教授过解剖学和生理学的教授，也因为无力跟上生理学的进展，而宁愿留在解剖学这种传统且受人尊重的教学岗位上。

到19世纪，病理解剖学因为和临床医学的紧密结合而得以快速发展。它在形成一个单独的专业领域之前，曾长期由解剖学家任教。后来，由于大量临床医师参加了病理解剖工作，病理解剖学逐渐走上理论和临床应用相结合的道路。如当时的维也纳大学医学院是首个把病理解剖学作为独立课程并单独设立教授席位的医学院。后来，学校也将病理解剖学作为一门科目纳入了医学学位考试，并设为学生的必修课程。在19世纪五六十年代，其他医科大学也相继建立了独立的病理解剖学，并设有专门的研究教授席位。

在外科学专业设置与教学安排等方面，在19世纪初期，外科学就和内科学一样被视为医学的一个学科。当时，学生一天通常都要学习六至八节课，并且要修的课越来越多。如德国的弗赖堡大学，1808年共开16个讲座和6门课程，到1910年已增至73个讲座和28门课程。虽然这些讲座和课程时数不一，对学生要求也不甚相同，但是，学生需要用更多的时间去听讲。当时的德国各医学院的课程计划虽然不尽相同，但基本上都是先讲基础学科，然后是病理学和药理学，最后是临床学科。由于学术自由思想的影响，学生有可以多次学习同一课程的自由，因此，他们可以不按课程计划听课。

对比之下，在20世纪初期的美国，这一时期的医疗课程改革开始于1910年由病理学家、医学教育家威廉·亨利·韦尔奇向美国医学院协会作出的汇报，其后又由医学教育委员会进行了具体规范。但总的说来，美国这时期的课程设计与教学安排仍是趋向统一的。当时许多医学院对第三、四学年的临床教学安排做了重大调整，如改变了约翰·霍普金斯大学医学院三年级在病房、四年级在门诊的做法，而改为三年级学生先到门诊，四年级再进病房。由于医学知识的发展，其二级学科在课程计划中的比重逐步增加，课程内容和实验室训练项目也有较大变动。可见，这时期美国的医学课程改革已取得了一定成效，由此也体现了医学教育模式自北美地区开始所发生的转变。

3.教育方法的变化

在医疗教育的方法改革方面，强调理论教学与临床实践是当时欧洲医学教育的重要特征。理论教学的方法改革起步于基础解剖学，后来普及至临床各科，其方式主要是床边教育。其中，维也纳大学医学院就是最早进行床边教育的院校之一。自 19 世纪末起，欧美的部分学校逐步将所在地的大诊所转为属于学校管辖的教学诊所。这种合并的直接原因，一方面是医院从事科学研究的医生反对把有研究意义的病例从他们手中转走；另一方面是这种在医院把病人当作临床示教“材料”的做法太过于机械，从伦理学上逐渐不被接受，而让医院成为大学的附属教学医院，可以缓解以上矛盾。但改变还有更深刻的原因，即要改变临床教学的方法，从单纯示教变为让学生亲自动手参加检查、诊断和沟通病患，可以让他们更系统地观察和治疗病人，因此，在教学医院进行医学教育活动可以让学生有更多与患者接触的机会。这种在医学教育理念和方法上的改革是成功的，而最终获益的则是学生们，他们因此获得了更重要、更直接的临床工作经历。

而当时德国的医学教育系统也获得了令人瞩目的成绩，也因此有研究者指出，正是由于那些“或者蕴藏在大学组织内部的，或者蕴含在德国整体的大学体制建设中的，又或者在内部组织与整体的互动之中的”德国教育体系的可塑性和创新能力，促成了 19 世纪末期世界科学中心从法国向德国的迁移。德国教育体系就是这一可塑性能力的具体体现，可概括归结为其对教学制度与方法的三方面转变。

首先是学术自由与自治机制的形成。如柏林大学在建立之时，就确定了该学校的双重属性：学院既是国家组织，同时又是具有高度学术自主性的法人机构和协会。这一双重属性为医学教育方法的创新与转变提供了基础条件。其次是教授讲席制度的引入。如柏林大学医学院在 1816 年开始推出的教授资格制，以保证被雇用的医学教授能符合医学院的教学要求，这些制度的变化不但保障了医学教学人员的高素质，也为学生们树立了榜样与示范，从而发展了示范性医学教学的方法，同时促进了大学的科学创新与专门化。最后是研讨班教学制度的建立。如在柏林大学，当时的研讨班和实验室逐渐成为学生与授课老师进行研讨、对话与实验科研工作的主要场所。据不完全统计，研讨班和研究所在 1820 年的柏林大学，医科有7个，神学和哲学有3个；1850年，医学发展为10个，神学和哲学发展为8个；到1870年，医学发展为16个，神学和哲学发展为11个。可见，这一系列教学制度、教育方法的改进与规模化的发展，不但培养了诸多医学科研人才，也为现代医学教育模式的实质性转变与实施起到了示范与推动作用。

4.教育评价的变化

在医学教育评价和质量控制方面，当时新医学教育模式的代表国家——德国和美国有着不同的转变模式和发展路径。

在德国，尽管当时在校学生数量越来越多，但教师和病床也并未随之增多。所以，教师要想教好学生就不得不采用别的方式，由此就形成了课堂教学。当时因为学校人多病床少，教师为帮助学生获得临床经验做过不少尝试，但仍有学生因达不到毕业条件，而不得不另求出路。于是洪堡提出的让学生实习一年的建议就越来越受到了重视。在1901年，德国政府颁布相关条例，强制要求所有的医学生都须在大学附属医院或其他符合要求的医院或私营门诊当一年的实习医生。同时也规定，学生在实习完成后不需要再进行国家性质的统一考核，就可以拿到相关的执业医师的执照或证书。于是，德国便有了医学生除在医院学习一年，还须到乡村地区去行医或在有关方面指导下工作三个月的规定。虽然医学教育评价的变化满足了一定的社会需求，但总体上看，由于当时外部社会因素的严重影响，德国医学教育评价体系呈现急剧变动且不健全的发展趋势。

在美国，医学教育评价的系统化发展开始于1874年美国医学会的成立。此后，这一组织便开始重视和影响全美医学教育水准的提升。1902年，美国医学会重新改组，在1904年建立了医学教育常设委员会。同年，对美国的各大医学院校的教育质量进行了一次较系统的评估，评估的结论是，美国医学教育的水平低于德国、英国和法国。其主要问题是入学标准较低、师资水准不高、医疗教学设备和试验设施较差以及教学经费不足等。为了规范国家的医学教育评估标准，在1915年6月，美国政府组建了全国性的医疗考试委员会着手制定相应的评估准则，并于1916年10月举行了第一次全国性的医生执业资格考试。同时，美国在新的医学教育评价的标准中还增设了一项重要规定，即申请参加全国医学考试的学生，毕业以后至少要在一所得到认证的附属医院实习或工作1年。所以，学生在按照专业教学进程完成学业后，直到获得考试合格的行医资格证书前，都需要经过由校内外团体组织的三个阶段的考试。此后的半个世纪，这一考试制度一直沿用，仅考核方式做过一些调整。

综上所述，经过对比德国和美国的医学教育评估系统的差异，可以发现，在改革时期，为了让参差不齐的医学教育适应医学实践的最低标准，设立一个获得社会广泛认可的医生资质考试系统是十分必要的。尽管医学考试委员会是一家非政府组织，但是它的测试成果受到政府证书授予机构的确认。所以，这一考试有着很强的权威性，并受到了各地高校和医学院校的青睐。同时，医学考试委员会所规定的标准，实际上也成了医学院的教育评价标准，体现了医学教育模式在评价要素方面的变化与发展。

（三）转变后医学教育模式的内涵特征

以学科为中心、以现代科学为导向的医学教育模式，其内涵特征主要是以培养特定的现代医学人才为目标，以现代科学为课程选择的基础，以学科分类为课程实施的核心，并由“师带徒”的原始医学课程阶段进入到现代大学阶段，从而确立了“大学——医学院——附属医院”的结构模式。同时在教学层面，划分出基础医学与临床医学的界限，重视实验室的建设，提倡理论与实践的平衡发展。

这一时期，医学教育模式转变的主要特征可以概括为互动、比较、借鉴与赶超。因此，在这一系列过程中，德国的医学院也曾一度成为美国有志于学医的年轻学子的主要学习地，统计资料显示，1870—1914 年，在德国的医学院进行医学培训的美籍青年学生与医师约有 15000 人。他们大部分都从中掌握了当时世界较为先进的基础医学理论、生物医学方面的基础知识和实践技术，学成归国后的美籍医学家也大多在约翰·霍普金斯大学、哈佛和其他对美国早期现代医学教育发展产生了较大影响的医学院中任职，并在美国医学科学事业的发展中发挥了重要的作用。例如，1887 年美国生理学会创立时，28 名会员中至少有 16 人是在德国接受高等教育的，4 名在英法学习，而这些人后来成了全美医学教育改革的主要倡导者。如当时麦吉尔大学的威廉·奥斯勒，哈佛大学的鲍迪奇、迈诺特以及约翰·霍普金斯大学的霍魏尔、韦尔奇等。在以上代表人物的引领下，他们所倡导的现代化大学的办学思潮深刻影响了美国医学教育的发展。

但在大量地引进德国医学教育体系以前，带徒培养机制始终是美国医学教育的主导，医学教育模式的变革也是这一时期美国历史发展的必然趋势。1893年，约翰·霍普金斯大学医学院成为美国第一个示范性医学院校，随之产生的许多变革对美国当时的医学教育体系产生了很大的冲击。而这种变革的结果，后来也作为美国其他医学院校实施课程体制改革的样板。如约翰·霍普金斯大学医学院在全国范围内择优招聘教职工，并对学生提出了较高的入学标准。其要求学生在入校前应完成生物学、化工、物理学等基础课，同时还提倡学生与住院医生（实习医生和住院医师）共同从事医疗研究工作，并同其他高校保持学术专业上的密切联系。

19世纪后期，由企业家开创的教育基金会成了推动美国医学教育发展的一个重要因素。1908年，正在卡内基教育促进会工作的弗莱克斯纳刚刚完成了对德国大学的研究。与此同时，该基金会也开始了对医学教育系统的评估计划，并经弗莱克斯纳的实地调研，于1910年正式发表了关于第一次医学教育改革的著名报告。

弗莱克斯纳的研究报告很大程度上是在约翰·霍普金斯大学医学院的影响下进行的，正像弗莱克斯纳自己所说："我曾经研究过一个比较小的，但是管理得相当好的医学院，它通过新颖的教育方式，基于美国本土的条件，体现了英、法、德医学教育的精髓，如果没有这个样板，则很难完成那些报告。"自此以后，美国的各医学院校开始了规模化的医学教育改革，其教育模式也发生了广泛的转变。到1930年，改革后留下的优质医学院校几乎都要求其报考学生具有四年的医学教育的经历，并在入学后完成指定的学年与课时的医学课程，同时改革的成功极大地改善了医院设施和临床教育。仅美国，大约有30个州的考试委员会坚持同美国医学院协会合作，要求医疗执照考试的申请者要完成一年的临床实习，并得到正式认可的学位。通过评估，各医学院的教育水平也得到不断提高，其结果是1930—1940年低水平的医学院校基本消失了。因此，这一时期改革的直接成果是医学教育水平得到了显著的提高。

同时，在医学教育模式的转变历程中，19世纪末20世纪初可以说是现代医学教育模式与传统医学教育模式的分水岭。在这一时期里，临床诊断水平的提高、科学原理的广泛运用以及实验研究结果改变了医生工作的方式。期刊替代书本成为信息更新的工具，科室更加专业化，专业社团的互动更为频繁，患者与医生、研究者与实验室的关系更密切。同时对疾病相关知识的理解不断加深，促使治疗和护理水平不断提升。总而言之，在 19 世纪末 20 世纪初的这一时期，所改变的不只是传统医学教育模式，如健康模式也已转为以现代科学知识为依据的模式。

三、第二次转变：以器官整合为中心、以问题为导向的医学教育模式

（一）20 世纪中期医学教育改革及理念的转变

20 世纪中期，在美国、加拿大等国陆续掀起了新一轮的医学教育改革浪潮，改革的阶段性成果之一就是以器官系统为中心、以问题为导向的医学教育模式的产生。这一时期教育模式的转变与确立也有着独特的时代背景和发展过程。由于 1910 年弗莱克斯纳报告的发表，美国政府确立和创建了基本统一的医学教育体制和教学模式，但直至 20 世纪 50 年代，这一教学模式除做了很小的变化外，大体上还是固定的。但随着社会的发展，这一制度在其运行过程中开始出现不适用的情况。

如 1959 年，美国政府开始进行对卫生人力资源及需求的调查研究，由此得出需要增加医学教育供给并新建医学院校的建议，具体的方式之一是增加医科毕业生的数量。实际上，在此之前，美国医学教育的改革已经在试行中。如 1953 年，哈佛医学部就开始尝试对医学院的课程做出评估，其最终目的是为医学体系的更好运转提供条件，围绕核心的科学内容或主题优化课程安排，并为相关的认知科学与社会人文课程的发展提供机会。因此，美国医学院协会组织了一个旨在促进医学教育变革的讲习会，邀请各医学院校的教师参与。但是，有关举措也遭到了部分学者的反对。如有学者认为，由于使用基础医学教育的时间线已很不完整了，如果再将其他边缘学科的课程融入基础医学教学中，其价值值得质疑。但教育改革工作早已启动，召开讲习会，不但为医学教育改革开创了一条路径，同时也对以后美国医学教育的改革产生了积极的影响。

20 世纪 50 年代，第一次实质性的课程变革起源于美国西余大学医学院。这

种课程模式的基本特点是原有主要学科的学习时间减少，反而增加了用于选修教学与自由支配的时间。所以，这种课程模式也被认为是当代美国医学教育中“核心课程和自由选修制度”的雏形。此后，在政府的鼓励下，20 世纪 60 年代在美国又掀起了新的医学教学改革浪潮，其内容主要有：缩短学制，改革传统的课程结构，实行按器官系统或以问题为中心的综合教学；在医学课程中引进初级卫生保健，让学生早期接触临床等。据统计，1966—1977 年，在美国的 119 所医学院中，有 46 所医学院采用非传统的医学课程，其中包括按器官整合、以问题为导向的新课程等。这一阶段发生的一系列医学教育改革及相关调查报告的发布，使得以器官整合为中心、以问题为导向的医学教育模式得以逐步确立。

（二）医学教育模式转变历程——基于要素变化的分析

20 世纪六七十年代，随着医学教育改革措施在更多医学院校实行，相应的医学教育模式也逐渐发生转变，由已经标准化的以学科为中心、以现代科学为导向的教育模式转变为以器官整合为中心、以问题为导向的医学教育模式。但值得注意的是，这一转变过程并不是同步的、显而易见的，相反这一时期的医学教育模式的转变步伐有时还是“倒退的”或者说是踯躅不前的，因此，也有学者认为这一时期是当代医学教育改革的过渡期。尽管如此，医学教育模式的内涵已开始发生变化，更多的医学教育者已开始反思并寻求医学人才培养模式的新途径。具体的转变历程分析如下。

1.教育目标的变化

问题导向的医学教育模式，其教育目标的转变在当时一系列的调查报告中得到了集中体现。而其中的古迪纳夫报告则把医学教育的主要目的概括为，促进学生思维与人格的全面发展，并促使学生在获得执业资格之后，可以最大限度地服务于社会。同时，医学教育系统必须帮助学生掌握其专业所需的科学基础知识以及促进身心健康的正确观点，培养学生对疾病的足够认知力、系统性的理解力、沉稳的决断力和精准的观察力以及从不同的思维方式、角度传播新知识的能力。在筛选学生的标准方面，报告中的相关阐述为：在准医学生接受医学训练之前，必须接受不低于大学录取标准的良好通科教育，且不应将考试成绩作为唯一筛选标准，医学院的考生应在录取之前经过面试，考生面试成绩和以前工作经历的内部报告应该在录取时占较大权重。

在另一个英国医学教育会议的报告中，将医学教育的目标规定为：并非把每个专业的大量事实和知识传递给学生，而只是使学生了解扎实的知识原理，包括科学观念与方法、运用医学知识，从而了解并学会必备知识，以及在面临非同寻常的突发状况时拥有一定的处理技巧。同时，该报告还认为，好的学习习惯和方式才是坚持学习的基石，学生应该有时机开展体育运动、再创作、自主阅读和闲暇静思。其目的在于使学生在前进途中训练有素，了解资料来源并具备鉴别能力，从而可以更清楚地认识并扎实了解各种常见疾病，包括常见病的普通及罕见表现。这样，学生就可以在就读阶段打下牢固的专业知识基础，进而具备丰富的专业知识与能力。

2.教育内容的变化

在教学改革方面，当时最先进行教学革新的美国西余大学医学院的课程由若干个教育阶段构成，并采用教学委员会的方式进行管理，而并非由传统的学科委员会来承担。美国西余大学医学院特别重视教学的综合和集成，并在全美第一个设立供在校学生学习、科研和工作中使用的多学科实验室。其后，由于核心教学体系与学生自主选课机制的建立，重视通识教育也成为20世纪中后期世界各国高等医学院校普遍的共识。继美国西余大学医学院后，美国其他医学院校也进行了对教学的重新评价与变革，其中包括约翰·霍普金斯大学医学院、西北大学医学院、波士顿医学院在改革预科（医前期）教育方面的试验；康奈尔大学医学院、科罗拉多大学医学院、坦布大学医学院和北卡罗林那大学医学院在医学课程中引进《综合医学》课程的试验，以及佛罗里达医学院新医学课程计划的发展等。

20世纪70年代中期，以增加社会科学学习为主要内容的教学改革仍在继续推进。如当时的生物伦理学，起初只是一个选修项目，但很快成了必修课；而行为科学、社会医学、家庭医学，几乎成为各医学院校普遍开设的课程。尤其值得一提的是，20世纪70年代掀起的新一轮课程变革开始重视以能力为基础的教学，这一变革迄今仍在进行中，并成为医学教育模式改革的新引擎。而随着社会认知和需求的转变，关于医学教育的课程改革始终都在进行。1979年，相关医学教育研究指出，其课程改革的基本目标是加强某些学科，如人文学科、社会行为学科，力图避免课程设置上的不必要重复。但是20世纪70年代末，课程改革的进程曾一度趋于消退，产生这种情况的原因是多方面的，但其中有一点却是共同的，即多数改革是基于主观愿望，而不是在循证研究或客观评价的基础上表明有必要进行这种改革。

3.教育方法的变化

在教学方法上，当时的医学教育方面虽已进行过若干重要变革，如使用了基于问题的练习方式、模仿患者、设计特殊的教学模块等新方法，但规模和流行程度仍然较小，系统的教学模式仍是主体。总的说来，已进行变革的院校数量还不足全国的一半。如1964年，美国医学会开展了一项调查，在被调查的79所医学院校中，有54所医学院校仍按传统的教学方法开展教育工作，仅18所有了较大的变化，7所进行了细微的调整；此外，在全美54所按部就班的院校中，有43所被认为在今后若干年内不会发生太大的变化。而从已经进行改革的学校来看，其模式也是类同的，都是扩大课程计划中自由选修的时间，进一步减少排定的课程和讨论时间，采用综合性医学课程。这种教学制度就是当时美国各医学院校普遍执行的核心课程和自由选修相结合的教学模式。

事实上，20世纪60年代兴起的医学教育改革热潮，到70年代后期即开始消退。如缩短学制，增加新课程，早期引进临床课，在进行这一系列改革的同时，课程安排与教学方法的施用中也出现了教学负担过重，学生自由支配时间减少等问题。

尽管如此，真正的变革已经在改革浪潮的进退反复中产生了。如20世纪70年代兴起的PBL（基于问题的学习）模式，主张将教学过程建立在复杂的、有意义的生活情景上，通过促进学生的交流和协作使之获得对问题的认识和答案，并领略隐藏在问题后面的深刻原因，养成解决问题的能力，从而大大提高学生自主学习和终身学习的能力。这种全新的模式，在某种意义上又重塑了传统医学教育中的师生交往方式，学生可以通过临床知识与交流获取智慧，也可以通过询问智者，研究他们的行为，并听取他们的批评。在此环境变化下，许多观点认为，理想中的师生关系并非教师与学生之间的，而是工艺师父与徒弟之间的关系。

4.教育评价的变化

在教育评价方面，当时医学教育领域的相关调查报告的一个主要建议，是设立强制性的为期一年的执业前考核期，这一建议得到了医学教育界广泛的采纳。其具体内容为，每位学生在毕业考试之后和执业过程前，需要在一所或多所指定诊所任十二个月以上的初级住院医师，方可被批准加入医生名录并单独从医。这也是研究生培养的开端，而此后多个报告的主题之一就是这一原则在医学领域的扩展。这些迅速见效的改变主要包括：加强了对教学目标的理解；加强了临床医师对基础科学家角色的理解；让医疗教育人员意识到了正规教学的复杂性；让学生了解到优秀教师与临床医师的榜样作用，并让他们懂得知识与技能是最重要的，尽管这些并非医学教育评价的全部。

以上变化是第二次医学教育模式转变过程中关于学生教育评价的一些主要体现。而对于医学教师的评价与发展还有其他重要的问题，全世界各医学院系间建立了广泛的联系，相继成立了教师发展中心，相互之间开展了大量的教学评价与互动。同时，世界卫生组织（WHO）还为医学教师（特别是在发展中国家）的教育准备方面提供了许多倡议，鼓励参观走访学校和交流教学经验，并希望通过对医学教师的评价推动其队伍发展，由此培育出三种层次的专业人才：教育学者、教育管理者和教育实践者。在这一相互交流互动的过程中，新型的教育理论与评价方法也不断涌现，如网络技术与标准化病人的评价方法等也相继问世。可见，问题导向模式下的医学教育特别是教师评价体系的持续发展，为教育目的的贯彻与目标的落实提供了良好的反馈和保障。

（三）转变后医学教育模式的内涵特征

以器官整合为中心、以问题为导向的医学教育模式，其内涵特征主要包括：开始注重按需求培养医学人才，倡导以问题为基础、以学生为中心和以社区教学为主的学习。而这一模式之所以有了新模式的称谓，原因在于它最主要的突破就是以器官系统融合、课程融合为主的教学设置，以及以问题为导向的新教育理念的出现。

值得一提的是，同时代的生物医学模型也在进行着变革，如 1977 年提出的生物学—心理—社会医学模式，是美国罗切斯特学院精神病学与内科学的恩格尔对其多年研究成果与学术观察的总结。

这一时期的变化范围更广泛了（不论是医学基础知识还是学习方式），而变化的速度也在不断提高，这主要表现在以下两个方面：其一是知识的变化；其二是教育与学习领域的研究进展得很快，有关论文成果数量众多。研究报告的数量日增，也出现了许多新观点。此外，人们也越来越重视医学的公共事务和患者参与度。虽然医学科研一直是教学的核心，不过在医学教育工作中的艺术、人文、社会等部分也日益引起了学生的兴趣。

总体来看，20 世纪中期的医学教育模式发展，其特点还在于一系列重要的世界性医学教育组织的成立及会议的召开（及相关报告），并伴随着教学方法的重大变革，这是一种在全球范围的重要现象。如 1972 年，世界医学教育委员会（WFME）在丹麦哥本哈根会议上成立，同年，欧洲医学教育协会（AMEE）创立。如 1973 年，美国哈佛大学教授戴维・麦克利兰明确提出“胜任力”定义；1988 年，WFME在第七次全球医学教育协会会议上颁布《爱丁堡宣言》；同期，相关组织发布了《美国医学教育的方向》《为 21 世纪培养医师》的论文，主要探讨了全美未来医师的培养目标；1992 年，时任世界卫生组织卫生人力与技术培训处处长查尔斯・布伦提出“五星级医生”概念；1993 年，在爱丁堡举行的全球医学教育大会上，“以器官系统为中心”的医生培训教学模式被看作 20 世纪初全球医学教育变革的里程碑等。与此同时，新型医学院校正在世界各地涌现，这种新型学校毫无历史包袱，具有可以从零开始设计课堂和教学方法的有利条件。

四、第三次转变：以卫生系统为中心、以胜任力为导向的医学教育模式

（一）21 世纪初期医学教育改革及理念的转变

这一时期的医学教育改革始于 20 世纪末。当时，由美国政府所主导的医学教育系统正经历 20 世纪六七十年代的大变革浪潮冲击，这一改革被以后的研究者们列为现代医学教育的第三次改革。虽然在其改革后期，不少医学院校都回归了传统的教学模式，不过，随着核心课、选修课制度的引入，医学教育体系已突破了进入 20 世纪以来高度统一的局面。

1981 年，美国医学院协会委任约翰·霍普金斯大学校董马勒教授组织了一个对医学院基本专业知识和医疗前期教学开展科学研究的工作组，他们用 3 年的时间，调查了美国和加拿大的 139 所医学教育组织，其中包括医学院 89 所、普通学院和大学 24 所、医学专科学会 21 个、其他团体 11 个，并于 1984 年 9 月向美国医学院协会提交了报告——《为二十一世纪培养医生》。该报告提出医学院的教育应为医学生接受毕业后训练做准备，极力主张给予学生自学的机会，发展学生解决问题的能力，以及毕业后能继续有效地进行学习的能力。

之后的 1988 年，另一份重要的世界性医学教育文件——《爱丁堡宣言》发表。这份宣言是在爱丁堡召开的医学教育世界大会上起草的，宣言的 12 项内容触及了许多问题。如下内容尤其值得注意：一是保证课程内容符合国家卫生工作的当务之急；二是将教师培养为教育家，而不仅仅是具体内容的专家；三是加强关于患者健康管理的教学工作，重点转向健康促进和疾病预防。宣言的结尾亦广泛性地指出："我们签署这份宣言，动员和号召大家加入我们这个具有可持续和有组织性的项目，携手将医学教育的特点改造为真正符合当前社会的需要。"

2010 年，为适应经济社会发展的新要求和新挑战，21 世纪全球医学教育专家委员会成立。该委员会希望通过建设性的研究报告，破除原有医学与卫生人才之间存在的"学科壁垒"，并促使各个学科领域的人们尽量减少无谓的相互竞争，进而为一个共同的价值目标——以人为中心——相互依存并加强合作。而这一目标实现的关键一环，在于医学教育理念及其模式的改变与转变。在这一背景下，为了重新设计医疗高等教育系统，推进对医疗教育模式的变革就变得尤为紧迫。为此，这次会议还在公报中提出，需要重新对医学教育实行全面的、权威性的检验，以继续发扬在 20 世纪初期就产生并影响至今的新医学教育运动中的精髓。至此，以卫生系统为中心、以胜任力为导向的医学教育模式初步确立。

（二）医学教育模式转变历程——基于要素变化的分析

如果说，20 世纪初期的医学教育模式转变更多是自上而下、由内而外开始的，那么第三次医学教育模式的转变历程则更倾向于是一个多元化的、立体式的过程。它既延续了以现代科学、实际问题为导向的"传统"，也在一定程度上突破了学术的边界和器官整合的思路，在此基础上，21 世纪初期的医学教育模式也开始了以卫生系统为中心、以胜任力为导向的转型。这一转变历程在模式要素的变化中都有具体体现，现分析如下。

1.教育目标的变化

胜任力导向的医学教育模式，其人才培养目标根植于大卫生、大健康的时代，模式产生的根本动力来自社会需求。在这一基础上，胜任力导向的医学教育模式，就是要培养服务于大卫生系统的、有社会责任的医学人才。而其中的相互依存性是以卫生系统为中心的医学教育目标及学习理念的关键元素，因为它充分体现着不同系统中或同一系统的不同组成部分之间的互动关系与相互的影响。

卫生工作最关心的对象是人，这也是教育最根本的关注对象。在现代科学技术快速发展的表面下，所有卫生系统的核心领域都是为了实现两个群体的特殊交流：需要服务的群体和必须获得许可才能进行服务的群体。而培育可以进行专门服务的人员则需要经过漫长的教学阶段和专业学校以及社会上的巨大投资。所以，从富有成效的医学教育到高质量的医学服务，是一段紧密连接、相互印证的发展历程，而医学人才的培育历程也是人们通过继承和发展医学科技，为社会大众的身体健康作出努力的一种充满挑战和成就感的历程。在整个 20 世纪的近百年来，人们的平均期望寿命已经提高了一倍，这得益于人类生命能力的提升和科学知识的发展。有足够的科学证据说明，良好的健康至少部分是建立在科学知识的基础之上，并得到了社会的驱动。

卫生系统也是受社会因素驱使而形成的，他们的卫生人员运用专业知识促进了身体健康，同时大量证据也证明了医学领域健康人员的数量和可及性，对社会卫生结果有着直接的影响。因此，新模式中的医学教育目标认为，应培养这样的医学卫生人才——他们不仅是病患的看护者、交流者和指导者，还是协作者、管理者、领导者以及政策制定者。

在医学教育目标的变化过程中，伦理问题也越来越受到医学教育政策制定者们的关注。对于从希波克拉底时代就属于医学实践范畴的伦理要求，人们今天的重视程度更高。如 1988 年出版的《庞德报告》明确提出，医学伦理的传授就是学习，而教学的核心之一就是引导医务人员更多重视并了解自己和别人关于道德问题的所思所想，从而在增进医患双方以及医务人员与其他医疗工作人员间的交流方面发挥关键作用，尤其是医务人员内部的交流。

此后，英国医学总会又在1993年发表了《未来的医生》，其中进一步强调了伦理的作用。更为重要的是确定了医药人才培养的总体目标，其中提到，医疗的主要目标是面对个人和公众利益，对最广义上的医疗健康服务发挥辅助功能，这也是医务人员的主要工作。医务人员需要改善生命品质、治愈病症、减少疼痛、增进身心健康和防治慢性病。医疗教育需要通过持续提高人类的身体健康、医疗卫生技术水平和改善人类生命品质来服务社会。但同时医务人员又必须通过团体协作来了解个人病情、增进身体健康、防治疾病，通过医疗护理和更高效地使用社会公共资源来达成其目的。由此可见，这些教育目标的价值是持久的，但也需要医生根据具体时间、环境下的不同需求做出不同的解读和调整。

2.教育内容的变化

在教育内容和课程设置方面，新的医学教育模式的一个重要变化是以课程设置的改变为途径，培养学生临床实践需要的胜任能力。

而现代医学的课程设置，其机制产生了很大变化，由想教什么转变为需要教什么。其根本原因是卫生系统的变革，跨学科教育和培养团体协作精神显得越来越关键。非感染性疾病已成为主要的卫生威胁，医护工作发展成家庭—诊所—康复中心—家庭的一系列业务体系，这就要求一个工作团体，包含社工、护士、医生、治疗师以及医学顾问等在内的各类人士联合合作，以创造健全的服务网络；传染病的防治需要团队的领导调度来完成疫情监控、免疫接种、疫情控制、患者治疗以及社会基本需求的满足，如干净的水源和卫生清洁。

与此同时，艺术课程也日益被作为学校专门教学的内容，尤其是医学教育课程的一部分。这个气氛也使开朗、聪明和满脑子都是大数据的学生觉得非常轻松——让学生可以换一个方法去考虑生命、生活质量和临床问题。这类课程可以启发人类的想象力、自信心和创造性，并且所有安排都围绕着医生和医学的任务和理想为中心。同时受到重视的还有通识教育课程，其内容包括对人类生存、发展与传承过程中的共同价值、理念、知识、技能与经验的传授和学习。

3.教育方法的变化

以胜任力为导向的教育方法实际上也是一种以结果为导向的教学方法。其理念变化从传统的以过程为重心，即认为教育方法是最重要的，转向以结果为重心，即认为毕业生的能力和态度是最重要的。这就是基于结果的教育的本质，其具体的教学方法包括使用模拟器、在线学习、基于团队和跨专业的课程学习等，但是需要注意的是，这些方法和技术的开展与实施均要以预期学习结果为导向，同时，建立基于结果或基于胜任力的教育也是新的医学教育模式转变过程中教学方法变化的重要特征。

进入 21 世纪，为适应患者和大众不断增长与改变的医疗保健需求，基于结果的医学教育方法被越来越多的医学院校所采用。对此有观点认为，医学教师帮助学生学习最有效的方法之一，就是在课程的第一天与他们讨论预期的学习结果，同时教育其一定要基于所服务人群的健康需求。从这个意义上说，以胜任力为导向的教育就是为学生更好地准备实践的一种方法，而这一实践则是以毕业后结果能力的导向以及围绕社会和患者需求所要求的胜任力所展开的。

对此，“里程碑”和“可信赖的专业行为”已越来越多地应用于开展并实施以胜任力为导向的医学教育中。简要地说，“可信赖的专业行为”这一方法所描述的是某一位专科医师在其住院医师或专科医师培训结束后可以独立完成的事情。因此，使用里程碑作为结构单元来建立，并定义专科核心活动中可以被认可且信赖的专业行为，是一种富有成效的基于胜任力的教学及评价方法。这种方法逐渐在越来越多的国家中的许多专科中变得流行起来，且多数医学教育组织都将此作为一种用于界定培训项目更加完整可行与基于结果考量的方法。同时，“里程碑”和“可信赖专业行为”也可以指导医学教育及课程的评估。

除以胜任能力为导向或为基础的传统教学模式，最新的医学教育改革中还提出以“团体为基础”的学习理念与方法。这是一种明晰而有效的学习方式。学习者在团队协作中掌握知识，并提升专业化、共同决策与同伴互助的能力。同时医学教师作为学习内容方面的专家，负责提出问题、引发讨论，在学习过程中进行适当的引导。这种教育方法确保了学生对知识的掌握和在实际中的正确使用，以促进学习者形成团队协作以及自主学习的能力。但是，跨行业的团队教学看似简单，实际操作起来却困难不少。如学生人数多、教师与学生比例低、设施和资源有限等问题往往迫使教师选择传统的上课方法。于是，一些新型的临床培训渠道与方式应运而生，如早期联系患者和服务群体、多基地训练、与患者和社区长期保持交流联系以及IT技术下的 E–学习等。其中的 E–学习带来的影响是革命性的，它包括计算机辅助教学和远程教学，前者使应用单独的多媒体课件更为容易，后者更有利于对偏远地区的教育。

此外，在 21 世纪初期的医学教育改革报告中，也系统归纳了有关学习过程的三个方法或三个层次，这些理论总结对医学教育模式转变中教育方法的转变起到了推动作用。

4.教育评价的变化

在以胜任力为导向的医学教育模式中，其教育评价体系也迎来了新形势下的挑战。2001 年，美国学者普利斯特斯基和博尔达热曾这样审视医学教育的评价体系，医学教育研究中充斥着对学校成就的评价和对学生满意度的评价。主要的医学教育活动漠视了医学教育的成本与收益，即医学服务提供者与患者结果。研究医学教育的此等结果对医学教育学者而言是一项重要的挑战。

而医学作为专业性工作的典型，历来被人们拿来研究，试图发现究竟是哪些特质使这个职业与众不同，又是哪些力量造就了这些特质。在这方面，英国学者佛莱森在其著作中解释了“职位”这个词的双重含义，“职位”既是一种特殊的行业，又是一个由誓言约束的承诺。因此，专业培训机构应该始终关注于职业精神，而不仅是将培训重心置于最基本的知识和专业技能训练之上，还要推动核心岗位定位、职业价值观的确立以及行医承诺、医生品格的培养。

在医学教育评价中的职业评价分类中，有观点提醒说，医学卫生人才应当明晰医学职业精神积极和消极的两面性，因为职业精神产生于两种对立理念的冲撞之中，一方面职业精神提倡把工作给予优秀人才，另一方面它又是完全垄断性的。因此，医学教育评价体系的变化又体现在这样的倡导与实践中，即医学卫生人才除应具有专业知识与职业精神外，还必须具备计划、制定政策和行政管理等从事卫生系统工作的能力，同等重要的还有在相互合作相互尊敬的基础上培养和指导基层卫生员的能力。同时，评价优秀医学人才的标准还要看其是否具有宏观层面的全局观与领导能力，以应对与越来越多的国际组织和资助机构接触交流的工作环境。

（三）转变后医学教育模式的内涵特征

以卫生系统为中心、以胜任力为导向的医学教育模式，其主要内涵特征是要培养标准化与个性化相统一的医学人才，以满足医教协同的系统发展需要，倡导以卫生系统为基础的变革，以医疗卫生系统中的病人群体和保健群体为中心，强调以胜任力为导向的课程设置和教学设计，同时倡导以团体合作为基础的跨专业教育与学习，尤其注重转化式学习和以技术为基础的教育及政策解读、领导力方面的知识。

虽然这时的医学教育改革直接促成了新的医学教育模式的形成，也由此形成了在医教协同等政策推动下的新局面，但是来自社会现实需求的巨大压力却依旧不减，而这种压力是挑战也是机会。这些挑战包括：基础知识极大提高，对科学研究的重要意义远大于传统教育，因此研究质量指标也能够影响学校的经费状况；对医学技术，尤其是国际交流能力的重视程度要高于以往；教学发生很大变化，产生了若干新课程与新方法，并受到关注（如解剖学、伦理学、艺术和道德、人类学教学方法的改变）。同时重视跨专业教学，尤其强调团队工作的重要意义；对教育学科研的兴趣，以及研究教育的重视程度也与日俱增；教学模式的革新，如以问题为基础的课堂教学方法、技能训练实验室、创新的评价方式，以及以计算机为基础的课程和网络获取信息的新基本设施；强调能力、掌握学习方法和创新的学习理论框架。在教育心理学理论方面，尤其是在成人学习理论方面取得重大发展，出现了众多的政府组织和公众社团，从卫生、医疗和卫生保健各个方面进行专门指导。

面对上述新变化和新趋势，相关的研究报告给出了问题分析的框架和解决问题的指导性方法，如与其他将人群放在卫生或教育系统外的框架相比，新的框架将人群设想为系统的基础和推动力。个人或群体从医学教育体系和卫生系统中产生的需要，反过来也可以转化为对医学教育和健康服务的共同需要。因为医学教育体系作为供给方，必须适应卫生系统中对专业人才的需求。当然，人不仅仅是服务的接受者，实际上也是自身教育和健康的共同提供者。同时，在相关报告提出的系统性改进方法中，卫生与教育系统之间的相互依存性被认为是最为关键的。研究认为，人群需求、卫生系统对专业人才的需求以及教育系统的供应会达到平衡，教育机构决定了其培养的专业人员的数量和类型。在理想状况下，医学教育机构将会通过由卫生机构所发布的劳动力市场信息来培训专业人员，而这种信息也将会准确反映人群的需求，最终达到“医教协同”的发展状态。

第二章　高职院校医学专业课程思政建设

第一节　高职院校医学专业课程思政建设现状

一、研究背景

（一）立德树人是高校的根本任务

2017年，国务院办公厅及教育部党组印发《关于加强和改进新形势下高校思想政治工作的意见》《高校思想政治工作质量提升工程实施纲要》等文件。高校要把立德树人作为根本任务，要建立健全系统化育人长效机制，特别是统筹推进课程育人，推动以“课程思政”为目标的课堂教学改革，优化课程设置，修订专业教材，完善课堂教学设计，加强教学管理，充分挖掘和运用各门课程所蕴含的思想政治教育元素和所承载的思想政治教育功能，融入课堂教学各环节，实现思想政治教育与知识体系教育的有机统一。2018年，国家多部委联合出台《关于高等学校加快“双一流”建设的指导意见》提出：“把立德树人的成效作为检验学校一切工作的根本标准”“实施普通高校思想政治理论课建设体系创新计划，大力推动以“思政课+课程思政”为目标的课堂教学改革，使各类课程、资源、力量与思想政治理论课同向同行，形成协同效应。”由此，正式形成高校课程思政教学的新理念，并为高校开展课程思政教学改革指明了方向。

（二）国家到地方对各类高校、各学科专业课程思政建设提出了明确要求

正是在这样的大环境、大背景下，2019年广东省教育厅接连出台《广东省教育厅关于强化课程思政建设一流课程的意见》《广东省教育厅深入推进课程思政

建设改革工作的通知》等文件，提出以“分类指导，特色建设”为基本原则，就文理工农医教艺等各学科如何实施课程思政提供操作细则。通过师德师风建设、挖掘课程育人功能、完善课程准入机制、强化教材管理、改革课堂教学模式、完善课程评价体系等举措进一步强化省内各高校课程思政建设，并利用将课程思政列入振兴本科教育、高校书记党建述职内容、本科教学督查重点项目、省级教学名师评选基本条件、打造课程思政示范课程等保障措施，为省内各高校、各学科专业课程思政教学改革保驾护航。

2020 年 5 月，教育部《高等学校课程思政建设指导纲要》明确指出，课程思政建设要在所有高校、所有学科专业全面推进，围绕全面提高人才培养能力这一核心点，围绕政治认同、家国情怀、文化素养、宪法法治意识、道德修养等重点优化课程思政内容供给，提升教师开展课程思政建设的意识和能力，系统进行中国特色社会主义和中国梦教育、社会主义核心价值观教育、法治教育、劳动教育、心理健康教育、中华优秀传统文化教育，坚定学生理想信念，切实提升立德树人的成效。该文件对推进高校课程思政建设进行了整体设计：一是强调要科学设计课程思政教学体系；二是结合学科专业特点分类推进课程思政建设；三是推动课程思政全程融入课堂教学建设；四是着力提升专业教师的课程思政建设能力；五是完善课程思政建设评价激励机制。至此，国家明确了各类高校、各学科专业全方位推进课程思政建设的总体目标和具体要求。

（三）目前高职院校医学专业课程思政建设缺乏成熟的经验模式

2017 年以来，复旦大学获批上海市高校课程思政教育教学改革试点，依次推出 3 门高校思想政治理论示范课程、2 门“中国系列”课程、13 门综合素养课程和 28 门专业课程的课程思政建设工作，并取得良好效果，被称为“上海模式”在全国范围内进行推广。但“上海模式”只是单纯地推出课程思政专门课程，并未就如何系统地在各专业课程中融入思政元素开展课程思政进行研究和实践，而且高职院校医学专业有别于综合院校，专业性更强、教学工作量大等是高职院校医学专业所独有的特性。因此“上海模式”对高职院校医学专业课程思政建设可借鉴的经验较少，而当前对高职院校医学专业课程思政的研究以探究“高职院校医学专业推进课程思政的必要性”“某门课程的课程思政教学探索”等理论研究为主，在探讨如何有效推进高职院校医学专业课程思政建设的研究相对较少。

基于此背景，本书在了解我国课程思政教学发展历程和高职院校医学专业课程思政改革现状、分析各级政府对课程思政建设的文件要求、各地区高校课程思政建设经验的基础上，调查分析国内高职院校医学专业课程思政开展现状，通过德尔菲专家咨询法构建高职院校医学专业课课程思政教学标准，为高职院校医学专业课程思政教学改革提供参考依据和借鉴。

二、高职院校医学专业课程思政开展现状分析

（一）高职院校医学专业课程思政改革整体设计和规划存在不足

从目前调查结果来看，被调查的高职院校医学专业大部分都出台了推进课程思政改革的指导文件，并且部分院校已经有专门的课程思政教学改革工作小组或专家委员会，但仍然有14.29%的院校没有课程思政改革指导文件，24.43%的院校没有专门负责推进课程思政的工作小组，从教师角度的调查结果来看也印证了这一结果，7%和17.7%的教学单位没有课程思政改革的文件和专门的工作小组。整体设计反映了学校领导对课程思政改革的重视程度，整体规划是推进课程思政改革的重要基础；无论是“上海模式”还是“北京联合大学模式”在推进课程思政改革的过程中，首先都是出台方案文件来强化整体设计，成立以校长、书记为组长，各分管领导为组员的工作小组统筹规划课程思政改革事宜，这是值得高职院校医学专业参考借鉴的经验。

（二）部分高职院校医学专业课程思政改革的考评机制有待完善

对课程思政纳入学校人事考评机制的调查发现，近30%的高职院校医学专业未将课程思政纳入学校的课程评价、课堂评价及党建考核的评价机制中；在学院层面，也有近20%的学院未将课程思政教学作为衡量学院教学、支部党建和优秀教师评选的指标之一；而教师当中，27.94%的教师至今还未开展课程思政教学。这从侧面说明了人事考评机制是否完善，会直接影响教师对课程思政教学的落实。机制建设是推进课程思政建设的有力基础，课程思政改革与高职院校医学专业各项改革一样，都要有相应的考评机制。高职院校医学专业应该根据自身实际，建立健全课程思政的各项考评机制，将课程思政融入日常教学和教师考评的

各个评价标准中，使教师更加积极主动地开展课程思政教学。

（三）课程思政教学工作保障机制有待加强

课程思政教学保障平台包括：教师培训、课程思政教学集体备课、课程思政教学竞赛活动、精品/示范课程建设、课程思政教学案例汇编、课程思政科研课题等一系列教学活动，其目的是通过这些活动为教师提供课程思政教学交流、学习的平台。在本次调查中，14.29%的高职院校医学专业没有课程思政教学培训活动，42.86%的高职院校医学专业没有组织课程思政案例汇编和课程思政教学竞赛活动；被调查的919名教师中，只有31.63%的教师系统地接受过课程思政教学培训，有55.7%的教师表示希望得到课程思政教学的培训。这说明学校层面对课程思政教学保障平台建设的缺失，是教师课程思政设计和教学能力不足的重要原因。课程思政不是“独唱”而是“合唱”，课程思政教学体系建设有利于提高各类教师课程思政的教学能力，同时也是高职院校医学专业课程思政建设常态化运行的重要手段。

（四）高职院校医学专业部分师生对课程思政教学的认识有待提高

教师是课程思政教学的落实者，学生是课程思政教学的受教者，教师的课程思政教学意识会直接影响教学质量，学生对待课程思政教学的态度则会影响教学效果。在本次调查中，27.94%的教师和52%的学生不清楚什么是课程思政教学，甚至把课程思政等同于思政课程；有7.83%的教师和26.83%的学生表示不支持进行课程思政教学。不同类别特征的师生对课程思政的认知程度还是存在一定差异的，这就要求高职院校医学专业开展课程思政教学理念的宣传活动，采用多元化的宣传手段提高师生对课程思政概念的认识，特别是帮助医学专业课教师加深对医学专业课课程思政要求和价值的理解及其对专业知识、能力、价值观教育一体化作用的认识。

（五）医学专业课教师正逐步开展课程思政教学，但缺乏相应的课程思政教学建设标准

在医学专业课教师开展课程思政情况的调查中，有72.06%的专业课教师对课程思政教学进行了研究，并在自己的专业课教学中运用，36%的教师做到“根

据实际情况应有尽有”地在课堂教学中使用课程思政教学方法，在每门专业课中有针对性地设计 1—4 个课程思政教学单元的教师比例最大。但也存在部分医学专业课教师在课程思政教学时，思政内容占课程内容比重过大，教学时长占课堂时长过多，课程思政教学方式单一的现象，导致为了“思政”而“思政”的现象出现，从而影响课程思政教学效果。因此，这提示高职院校医学专业应该探索构建课程思政教学的标准或模式，为医学专业课教师使用课程思政教学方法时作为参考借鉴，将思政教育的内容、时长、教学方法的运用等控制在一个标准内，以达到思政育人与专业教学同步进行。

（六）课程思政教学取得一定效果，但评价方式较为单一

从学生的调查结果来看，93.2%的学生表示在已经接触过的课程思政教学课堂中有所收获，学生感受到最强烈的“职业素养、人文关怀、个人品德和社会责任感”等方面对自身的影响；而在教学效果评价中，只有 40%左右的教师表示会对课程思政教学成效进行检验，“课堂提问与学生互动”是被使用最多的评价方式。育人是一个系统性过程，单一的课堂互动并不能完全体现课程思政教学的效果，这就提示高职院校医学专业应该从多元化角度考虑，构建起以课程思政育人目标为导向，以课堂互动、课后作业、期末考试、学生互评等为手段的多样化课程思政教学评价方式。

（七）教师对开展课程思政教学有医学专业课思政元素挖掘、思政融入方法、教学模式等方面的困惑和需求

在医学专业课思政元素挖掘上，35.8%的医学专业课教师表示“难以挖掘课程中的思政元素”，55%的教师在“课程设计、教学方法选取及如何切入思政”上难以把控，72.1%的教师则表示希望有一套可供借鉴参考的课程思政教学标准。这说明，医学专业课教师在课程思政教学能力上的不足，同时也启示高职院校医学专业可以针对教师的需求，有目的性地组织教师培训展开帮扶；并且可以结合医学专业课的教学实际需求，为教师提供如思政元素选取、思政内容的数量、教学的方式、课堂时间的控制等医学课程思政教学设计上的参考或标准。

（八）学生更关注课程思政教学的时长控制、方式方法、内容占比等方面

在学生调查结果中，不支持课程思政教学最重要的因素是“医学课程任务重和认为对专业教学没有帮助”，这表明学生担心医学专业课程内容及教学时间会被思政内容所挤占，这就要求教师在开展课程思政教学时更要注重从内容控制、时间控制和方式方法上，对思政教学的整体把控；41.01%的学生认为每堂专业课的课程思政教学时长应该在 10 分钟以内，在教学内容上，将思政内容控制在本门专业课的 10%以内，“情景模拟式”“案例分析式”“以身作则，潜移默化式”的教学方法最受学生欢迎，在思政内容选择上学生更喜欢“老师讲自身的经验分享故事”“结合专业案例解读学习和生活”以及“对当下热点问题进行剖析”等内容。这启示医学专业课教师在课程思政教学上，要多了解学生需求，同时加强自身思政教学能力建设，使课程思政教学达到润物无声的效果。

三、高职院校医学专业课程思政建设问题

（一）课程思政氛围淡化，评价方式模糊

现阶段，课程思政理念在高职院校思想政治工作中尚处于萌芽阶段，尚未提出普及性的理论支撑和实践范式，致使一些高职院校主体在课程思政理念的认识上欠缺深度和高度，管理体制不健全。对教师进行课程思政的认知问卷调查结果显示部分教师还没有树立课程思政理念，课程思政宣传及教育引导未能入脑入心，同时大部分的教师认为应建立相应的课程考核评价机制、健全对教师的考核评价和激励机制。

（二）课程思政资源隐蔽，教学任务繁重

课程建设是课程思政的中心环节，挖掘优良的思政资源，是实现课程育人的关键。专业课的思政资源在客观上呈现出隐蔽性。问卷调查结果显示少部分教师觉得不太能够把握课程思政教育的准确性和科学性，大部分教师认为课程本身难以挖掘思政元素，觉得教学过程中难以找到切入点，使得课程思政建设难以深化。高校对专业课程的科研成果和教学质量的要求越来越高，专业课程教学任务繁重，教学进度紧凑，教师在谈到专业课中融入思政元素的顾虑时，认为教学时

间有限的占比为70%，精力有限的占比为48.1%，在授课中必然会有所倾斜，忽略对学生的价值引导，减弱专业课程的育人效果。其中大部分学生认为任课教师挖掘出来的课程内容背后的故事、规律以及体现出来的精神对其道德品质的影响非常大。

（三）教师素养参差不齐，育人能力有待提高

专业课作为课程思政建设的重要基地，决定了专业课教师是课程思政建设重点发展对象，是课程思政实施的关键因素，专业课教师的教学观念、政治素养、育人能力影响着课程思政的实效性。大部分教师认为思想政治素质和专业素质的提升对学生未来发展都重要，在学科课程中引入思政元素，学生将受益匪浅。大部分的学生认为教师在理想信念、道德情操、扎实学识、仁爱之心等方面表现较好；教师政治素养对其道德品质影响较大。大部分的教师觉得开展课程思政缺乏相关的授课经验和技巧。专业教师的素养参差不齐、育人能力有待提高是当前的一大困境。

（四）学生专业诉求变化，教学重点转移

调查中，学生认为专业课程的教学目标按重要性程度依次是专业基础知识、职业伦理道德、培养运用专业知识、社会责任、专业认同、分析问题能力、创新能力等。医学生需要具备“敬佑生命、救死扶伤、甘于奉献、大爱无疆”的医者精神，他们在学习过程中更看重课程对他们职业素养的全面提升。如在爱国、爱党和民族复兴方面，在诚信、友善方面，在职业认同度、人际关系等方面，学生对实施思政课程都提出了新的要求。

第二节　医学专业课程思政教学标准

一、构建医学专业课课程思政教学标准

综合文献分析结果、问卷调查结果、专家访谈结果和现有的改革经验，本书认为高职院校医学专业课程思政教学标准应该包括：课程思政教学目标、课程思

政教学设计、课程思政教学课堂、课程思政教学效果及课程思政教学质量控制这五个方面。具体框架见附录一。

（一）课程思政教学目标

课程思政的教学目标包含“课程专业”和“思政育人”两大教学目标。经专家访谈，专家认为医学专业课课程思政教学不但需要掌握该门课程的基本内容、重点难点内容等，还需要在教学过程中注重学生价值观、世界观等方面的引导。同时借鉴《高等院校课程思政建设指导纲要》中对医学课程的指导要求，培养医学生“敬佑生命、救死扶伤、甘于奉献、大爱无疆”的医者精神。

（二）课程思政教学设计

教学设计是根据课程标准的要求和教学对象的特点，将教学诸要素有序安排，以确定合适的教学方案的设想和计划。经专家访谈，认为医学专业课课程思政教学设计应该重点涵盖：教学内容编排、思政元素纳入和教学方式选取等三方面，并参照调研结果进行具体细化。

（三）课程思政教学课堂

课程思政教学课堂是实行课程思政教学最关键的环节，基于文献分析和访谈中专家对课程思政教学课堂的建议，该部分涵盖了课堂教学前、课堂教学中及课堂教学后三部分的指标，并根据调查结果对指标进行量化。

（四）课程思政教学效果

《高等学校课程思政建设指导纲要》指出：“人才培养效果是课程思政建设评价的首要标准。”课程思政教学效果应侧重在学生的知识、能力、情感、态度、价值观等方面，应能够反映学生成长成才情况，凸显评价的发展性和综合性。

同时，必须遵循思想政治素养的提升是一个循序渐进的过程这个规律，注重定性评价和定量评价相结合，注重过程评价和结果评价并重。因此，本部分纳入学生课程学习情况、考勤情况、课堂互动、学生应答情况等具体指标。

（五）课程思政教学质量控制

质量控制主要从学校的保障机制、教师课程思政能力等方面来保证课程思政教学的质量，基于专家访谈和调研结果，拟从人事考评指标、课程思政案例库、课程思政集体备课、课程思政培训等方面量化。

二、设计专家咨询表

专家咨询表的主要内容为：研究课题的背景介绍、课程思政教学内涵的界定、咨询内容的介绍、专家的基本信息、填表说明、三个等级的医学专业课课程思政教学标准指标专家在填写完个人信息后，对相应指标的重要性、可操作性、熟悉程度和判断依据进行打分。重要性和可操作性采用 1~5 分制，分数越高表明越重要、可操作性越高；专家熟悉程度和判断依据分别由很熟悉、熟悉、一般、不熟悉、很不熟悉和实践经验、理论分析、同行了解、个人直觉构成。

（一）专家遴选

根据研究的特点和要求，专家纳入标准如下。

①具有医学教育背景，从事医学教育、教学管理或教学评价等活动。

②具有 10 年以上的教学经验，对课程思政教学有较深的认识与实践。

③具备中级及以上职称，对本课题有一定了解。

④积极配合本课题的研究工作。

专家组成员是保障德尔菲专家咨询法成败的关键，因此邀请专家必须对本研究的主体与内容有明确的认识与了解，才能够保证在专家咨询中提出的意见和建议具有参考价值。专家组成员的选择由研究主体决定，专家人数根据研究项目的规模或需要确定，一般情况下专家人数为 15~50 人，但在实际过程中，如果专家人数较少，有可能出现应答率低的情况，而导致咨询结果不具备实际意义。因此，基于研究的实际情况和研究需要，依照专家纳入标准。

（二）专家函询

向专家组成员提出专家咨询的目的及相关要求，并附上背景材料，开展专家咨询。通过邮件函询的方式，将专家咨询表发放给各位专家，专家咨询表只根据研究内容提出相应问题，由专家在不受任何干扰的前提下填写完成，然后统一回收专家咨询表，根据专家提出的意见或建议进行修改与整理，最后将修改后的内容再次发送给专家填写，直到专家咨询表的统计分析结果显示咨询结果具有一致性，方可结束专家咨询。

（三）医学专业课课程思政教学标准的确定

本研究通过两轮专家咨询法构建了医学专业课课程思政教学的标准，包含了课程思政教学所要具备的思政元素、方法、时长内容的控制及课程思政教学质量控制等要素，共 5 个一级指标、12 个二级指标和 36 个三级指标。

三、医学专业课课程思政教学标准建设思路

（一）医学专业课课程思政教学标准的构建过程合理、方法科学

1.专家数量合理

专家组成员的选择由研究主体决定，专家人数根据研究项目的规模和需要确定，一般情况下专家人数为 15~50 人。依据研究的实际情况，专家纳入标准为：具有医学教育背景，从事医学教育、教学管理或教学评价等活动；具有 10 年以上的教学经验，对课程思政教学有较深的认识与实践；具备中级及以上职称，对本课题有一定了解；积极配合本课题的研究工作。最终，经过筛选及专家本人的意愿，确定了来自 9 所高职院校医学专业的 24 位专家参与本研究的专家咨询。

2.专家的积极性高、代表性强

专家的代表性是决定咨询结果质量的关键因素。因此，在严格遵循纳入标准的基础上，本次选取的专家长期从事医学教育和教学管理工作，具有非常丰富的课程思政研究或教学经验，熟悉本课题，其中副高级以上职称人员占比 91.7%，20 年以上教龄的人员占比 83.4%，研究生学历及以上的也有 91.7%，本次研究专家的代表性好。

两轮专家咨询问卷的回收率都为 100%，表明专家对本研究的关注程度和参与程度高，具有良好的积极性。

3.专家权威程度和协调程度较高

两轮专家咨询的结果都显示，专家权威系数都大于 0.7，说明专家对该研究的权威程度较高，评价结果可信，具有代表性。

两轮专家咨询中专家对指标的重要性和可操作性的协调性系数分别为：0.316、0.304 和 0.389、0.346，P值均 <0.001，表示专家协调程度高，专家意

见一致性可接受。

通过两轮专家咨询后，Kendall's W值表明两轮专家意见一致性较好，根据专家给出的指标删减、增加和修改意见，并在课题组内讨论后，最终得到由5个一级指标，12个二级指标，36个三级指标构成的高职院校医学专业课程思政教学建设标准指标体系。

（二）构建医学专业课课程思政教学标准，为高职院校医学专业课程思政教学提供参考

1.明确了医学专业课课程思政教学的目标

教学目标是一个课程思政教学的核心所在，只有确定了课程思政教学的目标才能有明确的课程思政教学标准。高职院校医学专业在开展课程思政教学过程中，并没有对思政目标进行明确，应该让学生学习什么、掌握什么没有统一的标准。本研究从实际出发，结合教育部出台的《高等院校推进课程思政建设指导纲要》中对医学类课程思政教学的要求，确定了医学专业课课程思政教学的“思政育人目标”和“课程专业目标”，并细化了这两部分目标的具体内容，为后续高职院校医学专业开展课程思政教学提供参考。

2.明确了医学专业课课程思政教学的具体要求

从前期调查的结果来看，如何开展课程思政教学是当前医学专业课教师遇到的最大困难。本研究从课程思政教学设计、课程思政教学课堂和课程思政教学效果等维度出发，为医学专业课课程思政教学的每一个环节都提出了具体要求，如：思政元素选取上以爱国主义、科研素养、职业道德、人文关怀、社会责任感等内容为主；教学方法的选择要求；教学课堂中思政内容占比、时长控制、学习效果评价方式上都提出了具体的量化标准。

3.强调了教师课程思政能力在课程思政教学质量控制中的影响

不同类别的教师课程思政教学能力也不一样，导致课程思政教学效果参差不齐，当前研究中还没有对如何提高教师课程思政教学能力提出具体的建议。在本次构建的医学专业课课程思政教学标准中，经过专家论证，提出教师每个月参与课程思政集体备课2~3次、讲座培训2~3次，力求强化教师的思政课程教学能力。

第三章　虚拟现实技术在医学教育中的应用

第一节　基本概念与理论依据

一、研究的背景与现状

随着科学技术的迅猛发展，新的教学媒体不断涌现，教育技术领域出现了一种新型教学媒体，这就是虚拟现实技术（Virtual Reality，简称VR）。虚拟现实技术起源于 1965 年伊凡·萨瑟兰在IFIP会议上所作的报告“终极的显示”。“Virtual Reality”一词最早是由美国VPL公司的创建人杰伦·拉尼尔提出的，虚拟现实技术在美国已被研究了将近五十年了，但应用到教育教学中是近三十年的事，也就是 20 世纪 80 年代末 90 年代初，美国较早地将虚拟现实技术引入课堂。正如其他新兴技术或新媒体手段的诞生一样，虚拟现实技术的发展给教育领域注入了新的活力，从而引起教学手段和教学方式的变革，并进一步给现代教育手段带来了新的机遇和挑战。

（一）研究的背景

医学教育与其他学科的教学手段有所不同，它不仅要向学生传授医学知识、医学动态，使其了解现代医学的发展趋势，还要注重实践动手能力的培养。传统医学的教学模式已远远跟不上知识更新的速度，许多抽象的教学内容难以表达，许多实践性强的教学内容和情感体验在教学过程中难以实现，而且实验教学资源有限、某些医学实验危险性大、临床实践机会不多，这些矛盾都严重影响着医学教育的质量和效果。

随着虚拟现实技术的不断发展与成熟，它的优势为这些教学矛盾提供了解决方法和途径。虚拟现实技术能够为学生提供一个生动、逼真的学习环境，把抽象的内容形象化、具体化，并通过三维交互技术使学生成为虚拟环境中的直接参与者和实践者，这样有利于突破教学的重点和难点，培养学生的实践技能，提高学生的想象力和创造力。

（二）研究现状

虚拟现实技术作为一种新兴技术，在医学方面的应用也是有目共睹的。据统计，市场上 80 个虚拟现实应用系统中就有 49 个应用于医学。因此，虚拟现实技术在医学教育中的应用研究也就显得尤为重要。虚拟现实技术应用于医学教育领域的有基础医学、临床医学、中医学、医学远程教育等几个方面。

1.虚拟现实技术在基础医学教育教学中的应用

基础医学包括病理学、生理学、生物化学、组织胚胎学、免疫学、解剖学等学科，教学方式也分为两种：理论授课和实验操作。虚拟解剖学是目前虚拟现实技术在基础医学教学中的典型应用。

虚拟解剖学最显著的应用就是虚拟人体。虚拟人体是指把人体形态学、生物学和物理学等信息，通过计算机处理从而实现数字化虚拟人体，可代替真实人体进行实验研究的技术平台。它是通过人体从微观到宏观结构与机能的可视化、数字化，进而完整地描述基因、细胞、蛋白质、器官及组织的形态与功能，最终达到精确地模拟人体信息。虚拟人体是在电脑里合成三维人体详细结构，而采集这些数据，先要选取一具尸体，将人体切成非常薄的片，每切一次片，都会利用数码相机和扫描仪对切片的切面进行拍照、分析。之后将数据输入电脑，待整个人被切完，也就形成了整个人的电脑数据。最后电脑合成三维的立体人类生理结构。最早开始研究虚拟人体的国家是美国，早在 1985 年，美国国立医学图书馆（NLM）就开始了人体解剖图像数字化的研究，并由美国科罗拉多州立大学医学院将一具男性尸体和一具女性尸体分别做了 1 毫米和 0.33 毫米间距的CT和MR扫描，然后将尸体冰冻后切成 1 毫米的薄片并照相，经图像重建生成冠状面和矢状面映像，所得图像数据经压缩后，建立了“可视人”（VISUAL HUMAN），并于 1995 年出版发行了CD盘片。学习者可以在计算机屏幕上对“可视人”进行冠状面和矢状面的解剖，并可把局部的图像进行缩放，这一举措对解剖学的教学来说有着非同一般的意义。

传统的解剖学教学方式是课堂讲授加上插图，而插图也大多是一些二维图片或是一些根据实际解剖结构比例缩小的图片，这些多而烦琐的内容让许多学生学起来感觉很枯燥、无趣甚至难以理解。而虚拟人体解剖图是数字化解剖图谱，在虚拟的环境中学生可以自由地选择、观察、移动虚拟对象，并且虚拟的组织或器官还能及时给予学生感官上的反馈，这样就更容易理解和掌握解剖结构。德国汉堡大学医用数学和计算机研究所进行的解剖三维可视化研究虚拟人体图谱（VOXEL-MAN），用受试者CT和MRT横截面影像或组织学切片建立空间模型，采用人工智能技术，把人体各部位不同领域的知识填充到空间模型。学生则可以自由地在三维人体空间依据相应的文字资料进行各种操作。20 世纪 90 年代中期，虚拟青蛙解剖的实验开始在网络上流传。在这个虚拟实验中，操作者可以在计算机上亲自动手解剖青蛙，以观察它的肌肉、血管、器官等各个组织，和真正的解剖实验几乎一样，浏览者还能任意调整观察角度、缩放图像。实验后，操作者可以在Internet上交流、发表自己的见解和建议。

2.虚拟现实技术在临床医学中的应用

临床医学包括内科学、外科学、妇产科学、儿科学、临床诊断学等学科，临床实践是临床医学教学的重要方式。临床实践是对医学学习者临床思维、技能和实际临床工作能力的培养和训练的重要环节，加强实践技能训练已成为医学教育改革、提高人才培养质量的重点。但是随着医科院校招生规模的不断扩大，病人维权意识的明显增强，临床实践教学出现了很多问题，严重地影响了临床实践教学的质量。为了整合医学教学资源，尽快改善这种状况，使学生获得较好的学习效果，把虚拟现实技术引入医学实践教学，是近年来比较创新且有实际效果的做法，也是未来临床实践教学的趋势。虚拟手术教学系统是虚拟现实技术应用于临床医学教学中的最显著的应用。

虚拟手术系统，也称Virtual Surgery System，是进行模拟仿真手术全过程的虚拟现实应用系统。它主要包括虚拟建模、数字化手术数据、人体各组织器官的可视化及应力形变仿真、传递感觉与力反馈以及高速图形显示与图像处理等几部分。虚拟建模也就是创建虚拟场景、虚拟人体器官、虚拟人体组织等各方面模型的建立。数字化手术数据简单地说就是将医学影像中的二维断层图像转化为三维立体模型，并且可以随意角度地观察，这样有利于学生对病变部位及周围组织进行分析。而输入设备应尽量模拟真实的手术器械的自由度和空间活动范围，能及时向计算机传达操作者实时的动作，计算机收到信息后便会自动检测虚拟手术器械与三维模型间的碰撞，计算其形变并通过反馈装置把组织器官反作用力、实时力、血供等信息反馈给实验者，实验者有真实的触觉和力觉以便确定或调整手术的下一步操作。同时，计算机将实验三维模型的几何形变及性能各方面的改变，真实高速地显示出来，为实验者提供了视觉反馈。

虚拟手术系统在触觉、力觉、视觉等感觉器官的真实感受为实验者真实再现了手术过程。外科手术是虚拟现实技术在医学中应用最活跃的部分，目前虚拟现实技术应用于外科的主要领域为神经外科、心脏外科、眼外科、整形外科、腹腔手术等方面。美国克莱姆森大学的“手术前规划系统”（Pre-Operating Planning System）采用了虚拟现实技术，不仅能展示病人的三维图像，还能让医生事先进行虚拟模拟手术，以便手术前制订精确的手术方案。澳大利亚大学利用虚拟现实技术建造了一具虚拟肝肾模型；麻省理工学院、斯坦福大学已成功利用虚拟现实技术建造了一具人体腿部模型；韩国汉城大学利用下肢三维虚拟模型进行步态分析；我国北京医科大学也用VR技术构建 32 颗人恒牙的三维模型；浙江大学生物医学工程研究所则利用虚拟心脏进行心电图问题的研究等。这些虚拟人体、虚拟器官组织可帮助完成手术，术前规划和模拟手术过程，对临床教学产生了重大意义。

手术学教学是医学教育的重点和难点内容，因为它不仅需要理论讲授还需要临床实践。手术学的临床实践主要是在动物或者人体身上进行操作，因此要求有非常细致和精确的力反馈和丰富的临床经验，如果缺乏实际的手术训练会使手术的失误率增加。虚拟现实技术解决了临床实践这一难题，它可以模拟、复制真实的手术场景或过程，并允许学习者不断反复地训练，同时还减少了昂贵的动物实验，节约了教育资源。虚拟手术系统具有零风险、可反复操作、节约教育资源等优势，实验者可利用它完成从切割、止血、分离、病灶处理到缝合的每一个步骤，还能及时地对模拟过程的每个步骤、结果进行分析和评价，修正手术中的错误以及熟悉临床手术中突发的各种实际情况，掌握临床技巧和积累实践经验。目前将虚拟手术系统成功投入到医学教学的例子有很多。清华大学研制了一个计算机辅助立体定向神经外科手术系统，该系统首先利用患者脑部的扫描数据重构并绘制出患者脑部的三维组织结构，为医师调整及确定手术规划提供参考；厦门大学推出的“肝虚拟手术系统”，有助于医生确立最精确的手术方案，学习者可以模拟肝脏手术过程，积累实践经验；由国防科技大学计算机学院和解放军总医院合作的“虚拟膝关节镜外科手术仿真系统”已成功投入使用，学生或医生可以手握模拟的手术刀，通过观察电脑显示屏，有条不紊地完成膝关节镜外科手术，其穿刺、夹取游离物等的过程形象逼真，犹如身临其境。

3.虚拟现实技术在中医教学中的应用

中医学理论源远流长，并以其独特的理论体系和医疗效果屹立于世界医学与人体科学之林。而虚拟现实技术在中医教学中应用可分为两种类型：一是全景环视技术也称360°全景环视技术，或基于图像处理的Panorama（全景摄影）技术，它是指利用相机围绕物体360°进行拍摄不同照片，然后把这些照片拼接成一个全景图像，生成一个虚拟现实场景，用一个专用的播放软件在网络上显示。观看者可以通过计算机选择不同的观察视角，好像在浏览一个真实的场景，制作此类的软件有Pix Maker。二是VRML（The Virtual Reality Modeling Language，虚拟现实建模语言）是一种虚拟现实建模语言，也是在Internet上建立3D多媒体和共享虚拟世界的一个开放标准，VRML能够利用三维模型在万维网上构建动态的、具有丰富的传感效应的虚拟环境，VRML文档是一个扩展名为WRL的文本文件或扩展名为WRZ的二进制文件（压缩格式），一般包含如下部分：文件头、节点、属性值、注释。一般采用可视化的VRML文档编辑软件，如Internet Space Builder、Canoma等。

虚拟现实技术在中医学教学中的应用分为以下两个方面。

（1）针灸学

针灸学是中医临床教学实践操作的重要方面，针灸治病是根据病变部位和性质等，选取最佳的穴位和确定最佳的刺激方法、最适宜的刺激量，从而获得最有效的针灸治疗效果。

而针灸研究中所涉及的穴位、刺激、效应处于一种复杂的动态关系之中，除了与接受针刺者所处的状态、施针术者的技术能力，还受穴位区域结构、接受刺激的感受装置的多样性与个体差异等方面的直接影响，因而使针灸学习和研究变得复杂。由于针灸操作中存在着交互性，所以利用虚拟现实的关键技术，如动态环境建模技术、立体显示和传感器技术、实时三维图形生成技术，是解决针灸教学和研究复杂问题的重要途径。利用虚拟现实技术在针灸领域开展的相关研究处于起步探索阶段，主要以此研究针灸经络腧穴的立体形态结构。

虚拟现实技术利用真实的人体数据集，运用信息技术建立数字化的人体计算机模型，为针灸研究与教学提供形象而真实的模型。由于数字化人体解剖模型将改变传统解剖对人体穴位三维结构的二维表达，用鼠标点击某一穴位通过链接，该结构的相关文本位形知识即可显示，使学生易于理解与掌握。在针灸手法教学中，以往培训一位技艺高超的针灸医生，要长时间在患者身上积累针刺手法的经验和技巧。这种“练手艺”的过程，可以通过虚拟现实技术提供模型进行演练，可以设定数字化虚拟人体的程序，在计算机上反复进行练习，从而提高教学质量和降低医疗风险。经由教师指导，学生对虚拟学习环境中模拟出的各种临床疾病的虚拟人体进行诊疗，亲身体会采集资料、四诊合参、诊断疾病、制定针灸治疗原则，并配合完整规范的处方的诊疗过程，让学生掌握针灸学临床思维方式和有关规律。这样学生所学到的知识不再是相互分离的板块，避免出现在学习过程中对知识个体的孤立、机械性记忆。从病因病机、症状体征、诊断辨证到选穴针刺这样一个清晰、连贯的思维过程，使学生熔理论与实践于一炉，形成理论到实践、再反馈至理论的良性循环，以此促进他们对自身知识结构的“同化”和“顺应”。

（2）脉诊

脉诊是中医学特色的诊病方法之一，在临床上有丰富的经验和知识可借鉴，具有经受千锤百炼的客观效果。脉象仪是脉诊中重要的仪器设备，人们对它的研究已有多年，但由于其成本高、操作不灵活、模拟人体三指脉诊法不够真实等缺点没有得到广泛的推广，只能用于科研和教学。由于虚拟现实技术的出现，近年来人们在研究仪器、仪表领域有了很大的突破，打破了原有仪器模拟、传送、显示等方面的限制，使学生可以方便灵活地使用、维护。采用基于虚拟现实技术开发中医三指脉象仪可以充分地利用现有的计算机软件和硬件资源提升脉象仪的功能和性价比，适用于临床诊断与电子病历等。

4.虚拟现实技术在医学远程教育中的应用

国内远程教育是指通过卫星系统、互联网络以及其他媒体手段所进行的实况或非实况的教学活动，最突出的特点在于非线性结构，即教与学双方自由结合。在现代医学远程教育中，虚拟现实技术的最大优势是它和仿真模拟结合起来，既能创造出逼真的情景，模拟出不同条件下的救治，还能避免真实操作所带来的各种危险，使教学更加贴近实际，从而突出了对学生心理素质的训练，增加了学生的体验和对现实救治的经验等。

虚拟现实技术在远程教育中的应用主要体现在三个方面。

（1）知识学习

知识学习是指接受远程教育的学生利用虚拟现实系统学习各种知识。虚拟现实系统可以再现实际生活中无法看到的自然现象或事物的变化过程，为学生提供生动的、逼真的感性学习材料，帮助学生解决学习中的知识难点。例如，展示癌细胞发展变化过程供学生观察学习。另外，虚拟现实系统可以使抽象的概念和理论直观化、形象化，方便学生理解和掌握。

（2）探索学习

虚拟现实技术可以对学生学习过程中所提出的各种假设模型进行虚拟，通过虚拟系统便可直观地观察到这一假设所产生的结果或效果。例如，人们利用虚拟现实技术设计一个手术室的环境，训练学习者进行手术操作。因为虚拟现实技术具有触觉、力觉等多种感知，这种训练系统能够真实地再现手术过程。这样可以免除病人的痛苦，解决教学病例不足的矛盾。另外，利用虚拟现实技术还可以对一些高难度的手术病人进行模拟手术方案的设计，通过模拟手术来了解手术的成功率。例如，我国研制的X刀系统中就运用了虚拟现实技术，它可以将病人脑部肿瘤的形状位置大小模拟显示在屏幕上，然后将X线治疗的数据加入进去，再观察肿瘤的变化情况，以帮助医生修正治疗方案。

（3）技能训练

虚拟现实技术的沉浸性和交互性，使学生能够在虚拟的学习环境中扮演一个纯粹的角色，全身心地投入到学习中去，这非常有利于他们的技能训练。利用虚拟现实技术，可以做各种各样的技能训练。学生可以不厌其烦地反复练习，直到掌握操作技能为止。

二、研究的意义

研究虚拟现实技术在医学教育中应用的意义在于以下几个方面。

1.医学教学改革的需要

随着教学改革的不断进行，医学的教学形式和手段也随着社会的不同需求而发生改变，现代提倡的“以教师为主导，以学生为主体”的研究性学习模式也逐渐应用于医学教学中，这也是医学教学改革的内容之一。而运用虚拟现实技术创设的虚拟场景，有助于提高教师的主导地位、学生的主体地位，有利于促进医学教学改革的进行。

2.学生学习的需求

有实验证明，学生对传统课堂讲授中的学习兴趣低于自主化学习环境中的学习兴趣。兴趣是学生最好的老师，而虚拟现实技术应用于医学教育不仅给学生创设了自主的学习环境，而且避免了不良因素产生于学习过程中。这种教学方式大大提高了学生的学习兴趣和积极性，也培养了他们的动手实践能力和探究式学习的能力。

3.现代社会对教学媒体发展的要求

随着社会不断的发展，人们对知识更新的速度越来越快，因此找到一种适合学生进行自主学习的教学媒体显得尤为重要。而虚拟现实技术既能够获得知识，又能够培养实践能力，并在学习中为他们提供必要的帮助和指导，对于培养符合现代社会需要的人才具有重要的意义。

三、研究的基本概念

研究的基本概念主要包括虚拟现实技术、虚拟现实技术系统和医学虚拟现实技术教学。

（一）虚拟现实技术

虚拟现实即Virtual Reality，简称VR。狭义的虚拟现实技术主要是指通过计算机与立体眼镜、传感手套等传感辅助设备进行数据交换，使人们得到相应的视觉、听觉、触觉、力觉甚至嗅觉等感官信息，从而建立三维信息的人工环境，产生逼真的三维现实感觉。广义的虚拟现实的含义已经得到大大的扩充，它不仅包括狭义的内容，还泛指一切与之有关的能够实现模拟仿真的软硬件，以及所使用的技术与方法。如“人工现实”（Artificial Reality）、“虚拟环境”（Virtual Environment）、“赛伯空间”（Cyberspace）等。可以说，虚拟现实是计算机图形学、软件工程、医学图像处理学、可视化技术、传感与测量技术、仿真技术、人工智能、模式识别、人机接口技术、网络技术、分布实时处理技术等多种学科交叉融合的产物。因此，虚拟现实技术是由计算机产生的一个集视、听、嗅、触、力、运动等感觉于一体的沉浸交互式虚拟环境。学生借助必要的交互、传感与跟踪、显示设备，以人类自然的方式从任何角度与虚拟环境中的物体进行交互，进而产生身临其境的感受。

（二）虚拟现实技术系统

1.虚拟现实系统的组成

一般的虚拟现实系统包括计算机硬件平台、软件系统、输入设备和输出设备等部分，即人们借助这些设备得到视觉、听觉、触觉、力觉、嗅觉等信息，以感受到真实的场景。

（1）硬件平台

虚拟现实场景的创设对中心计算机的要求是非常高的，因为虚拟建模是一个非常复杂的过程，由于计算机实时性的要求，它的计算量巨大，配置较低的硬件设备无法满足要求。目前，国外的VR系统一般配有SGI或SUN工作站，大型的VR系统，采用的是计算机并行处理系统。

（2）软件系统

软件是实现虚拟现实的关键技术。目前具有代表性的桌面VR技术有：Web3D中X3D、VRML、Java 3D、Cult3D、Viewpoint、Atmosphere，以及应用于服务器上的Superscape VRT、EAI Sense 8World ToolKit、MPIVeg等，它们为虚拟

现实技术在虚拟医学教学系统中的应用提供了工具。

2.虚拟现实技术系统的分类

按照虚拟现实系统的功能和实现方式的不同，可以分为三种类型。

（1）桌面型虚拟现实系统

桌面型虚拟现实系统又称简易型虚拟现实系统，它将计算机的显示器作为用户观察虚拟场景的窗口，并通过计算机和低级工作站进行仿真，让用户通过输入设备实现与虚拟现实世界的充分交互。这些输入设备包括立体眼镜、传感器、鼠标、3D控制器、力矩、追踪球等。这种系统可供学生自由选择、观察、操纵虚拟场景中的虚拟物体，但学习过程中仍然会受到外界环境因素的干扰，缺少沉浸感。桌面虚拟现实系统最大的不足是缺乏真实的现实体验，但由于其价格低廉、结构简单、操作灵活而被推广和普及，是一套经济实用的系统。这种系统在医学教学中的应用主要体现在虚拟课件制作，虚拟学习环境等。

（2）沉浸型虚拟现实系统

沉浸型虚拟现实系统也称为“可穿戴的”虚拟现实系统，这种系统提供的沉浸感大大高于桌面型虚拟现实系统。它利用一些设备如头盔式显示器等把参与者的视觉、听觉、触觉等感觉封闭起来，避免外界因素的干扰并使用跟踪器、数据手套、其他手控输入设备等帮助学生产生一种全身心投入和沉浸其中的感觉，提供给他们一个完全虚拟的、封闭的新空间。使学生完全沉浸到虚拟现实场景中是这种系统的最大优点，但因其系统设备价格昂贵，很难大规模地普及推广。

（3）共享型虚拟现实系统

共享型虚拟现实系统也称为网络虚拟现实系统或分布式虚拟现实系统，它是以沉浸式虚拟现实系统和分布式交互仿真（DIS-Distributed Interaction Simulation）为基础的一种基于网络连接的虚拟现实系统。通过网络使多个用户同时加入一个虚拟场景或空间，一起体验虚拟现实经历，进而把虚拟现实提升到一个更高的境界。在这种系统产生的虚拟场景中，同一物体或模型可以被不同的学生操作和观察，以此达到共同学习和共同体验的目的。这种系统在医学教学中的应用体现为虚拟网络协作学习、医学远程教育等，异地的学生可通过网络共同学习虚拟手术室的全过程。

3.虚拟现实技术系统的特征

虚拟现实技术系统的主要特征包括沉浸感、交互性和构想性。

（1）沉浸感

沉浸感又称临场感，它是指用户感到作为主体存在于模拟环境中的真实程度。一个较好的虚拟现实系统要能让人在一个虚拟的环境中产生身临其境的感觉，不管是从人的哪种感知而言，都要能让人像在现实生活中那样真实地体验。虚拟现实系统所实现的这种功能就称为“沉浸感”。这种沉浸感和在一般的计算机交互式三维动画中的体验是不一样的。人们通过戴上立体眼镜和数据手套等装置产生了更逼真的感受。

（2）交互性

交互性指在虚拟环境中参与者不只是被动地感受，而且可以通过自己的操作来改变或者选择感受的内容。虚拟现实的交互特性可实现人对虚拟环境对象的交互考察与操作，比如广大实习医生、学生在计算机产生的三维虚拟手术环境中，利用虚拟手术器械进行相关的虚拟手术操作，而计算机及时地向操作者提供实时的信息反馈，操作者根据反馈信息及时调整手术的操作。他们可以反复练习同一手术操作，也可以演练不同策略的手术流程。

（3）构想性

构想性是指虚拟现实技术留给用户想象的空间。它不仅让参与者有亲身经历的感觉，而且为他们创设了无限的想象空间，参与者可以自由地发挥潜质，拓宽其认知范围，做出大胆的尝试。这样虚拟现实系统就把主动权交给了参与者，从而使他们主动地去想象和创造。这种构想性下的虚拟现实环境用在教育领域，可充分发挥学习者的积极性，进行探索式、研究性学习。

（三）医学虚拟现实技术教学

1.医学虚拟现实技术教学的含义

医学是一门实践性很强的学科，实验和实习贯穿了整个教学过程。实验教学环节的好坏对学好这门学科至关重要。学生只有通过足够的验证性实验和一定数量的综合实验才能获得必要的综合技能，并初步具备一定的实际工作能力。

各种应用研究表明，虚拟现实技术进入医学教学能形象生动地表现教学内容，能有效地营造一个真实的医学教学环境，以提高学生掌握知识技能的效率，使教师可以更好地表达教学思想和内容，使学生更直观、更容易理解教学思想和教学内容。具体表现为：在教学模式方面，有利于情境创设和大量知识的获取与保持；在教学手段方面，以一种直接的信息传递方式，提供直观形象的思维材料；在教学内容方面，用文字、语音和三维实景虚拟现实技术共同描述。

因此，医学虚拟现实教学的含义可以归纳如下：医学虚拟现实教学就是利用虚拟现实软件的开发工具，将抽象的和实践性较强的医学教学内容在虚拟现实教学系统中重现。确切地说，就是将桌面虚拟现实技术应用于医学教学。虚拟现实教学系统通过学生与虚拟现实教学系统中学习内容的信息交互和学生对虚拟环境中对象的操作提供实时的反馈信息，以促进学生对教学内容的理解和掌握。

2.医学虚拟现实教学的优势分析

虚拟现实技术作为教育技术的核心内容之一，与其他教学方式的根本区别就是虚拟现实技术打破了传统的教师在教学过程中占据主导地位的形式，使学生可以最大限度地发挥主动性和积极性，并为培养他们的发散思维提供丰富的资源和便利的空间，更好地将学习、练习及自我测验结合起来，形成一种生动、活泼、积极的教学方式，这是任何传统的教学方式和方法所达不到的，因此具有不可替代的功能和作用。

在医学院校中，传统的教学方法是以课堂讲授为主，靠教师口头传达、板书演示，再结合手势、模型、挂图、标本、人体等辅助教学工具进行教学，并使用费用较高的动物实验、尸体解剖来加深学生对教学内容的理解，提高他们的实践动手能力。近年来，多媒体教学异军突起，它把文字、声音、图像、视频和动画等信息集于一身，以新颖的教学手段、活泼生动的教学形式，成为现代教学方式的主流。随着现代科技的快速发展，虚拟现实技术将成为下一代医学院校教学中的主要辅助教学手段。

由于医学领域与人类有着密切的、重要的和特殊的关系，在这个领域里人与人之间或人与现实之间的交互方式受一定的条件限制，甚至是具有一定危险性的。虚拟现实提供了其他技术难以实现的巨大可能性，不仅能够降低教学成本，减少危险性，更能提高教学质量，弥补教学条件的不足。

（1）应用虚拟现实技术弥补教学条件的不足、节约教育资源

利用虚拟现实技术构造的虚拟学习环境，可以解决学校普遍存在的实验设备较少、型号落后，教学经费短缺和场地缺乏等方面的不足。同时它可反复利用，将资源损耗缩小到最小范围，使训练的成本得到大幅度的降低，以节约教育资源和社会能源。

医学教学需要一定量的验证性实验和综合实验来锻炼学生的临床实践能力，但目前实验动物数目有限、实验设备落后、实验经费紧张等多方面的原因，致使有些必修的实验课程学时减少或者无法开设。比如，基础医学中的人体解剖学，解剖课是医学课程中的基础课程，从专科、本科一直到博士研究生都要学，要想让学生具备实际操作能力，走向工作岗位，就必须要求他们熟练掌握人体的解剖结构，并进行实际的动手操作。但近年来由于高校的不断扩招，学生成倍地增加，而可用于做解剖实验的尸源有限，利用虚拟现实技术就解决了日益增长的学习需求与尸源数目减少之间的矛盾，学生在虚拟解剖实验室中，亲自对虚拟尸体进行全身解剖，掌握解剖的全过程，观察人体解剖结构，可以获得与真实解剖实验一样的技巧和体验，这样就弥补了因实验设备缺少或实验物体不足而造成学生实践动手操作太少的不足。

（2）应用虚拟现实技术培养学生思维、激发学生的学习兴趣

虚拟现实技术应用于医学教学，不仅将文字、图形、图像、声音、动画有机地结合在一起，而且是全方位、多视角地呈现给学生，不断地刺激学生的感官，使他们进入一个全新的世界。在教学中应用的问题教学法、启发式教学法充分调动了学生的思维能力，使学生的大脑处于兴奋状态，有助于激发学习兴趣、拓展思维空间。在这种不断的刺激下，能够使学生的思维灵活化、清晰化和流畅化，为培养学生创新性的思维打下了良好的基础。

虚拟现实技术产生的虚拟场景在发现式教学中可以让学生进入问题存在的环境，有针对性、带启发性地建构虚拟情境，引导学生进行探究，并提供发现式的学习思维轨迹。虚拟现实教学不仅向学生提供了良好的人机交互，还允许学生在学习过程中出现错误、改正错误，通过错误让学生了解错误的缘由及后果，再找到解决错误的方法。这一改正错误的过程锻炼了学生分析、综合、归纳等思维能力，进而形成发现式和启发式的学习风格，有利于培养学生高层次的思维技能。

虚拟现实技术能够构造出最佳的课堂教学环境，能够把抽象的学习与现实融合起来，能够提供和展示各种趋于真实的学习情境，从而诱导学生即时思考，激发他们的联想思维。在虚拟现实技术产生的虚拟场景中，图文并茂的功能能够使学生处于一种兴奋状态，使教学活动变得活泼。学生还可以直接与周围的虚拟环境进行交流，从而丰富感性知识，加深对教学内容的理解，这样就大大激发了学生的学习兴趣和积极性，提高了他们的感知水平。比如，在学习腧穴的定位时，传统的教学通常是以静态图片、塑料或者橡胶的人体实物模型呈现给学生，但使用虚拟现实技术所生成的人体穴位仿真系统，可以多视角、全方位地展示腧穴的定位以及该穴位对应的病症、进针的手法等，非常直观、生动，这无疑大大提高了学生的学习积极性。

（3）应用虚拟现实技术打破教学空间和时间的限制

建构主义学习理论认为情境是学习的重要因素，学习情境应与实际情境相结合，因为只有生动、丰富的实际情境才能使学生掌握高级知识。但是在现实生活中实际情境不是时时刻刻都存在的，有时间和空间的限制。学生在不同时代背景的不同情境下，产生的感受就会有所不同，容易造成偏差。虚拟现实技术则消除了这种偏差，它可向学生再现特定的时代环境，提供一种可在实际生活中产生的情境和经验。

在传统的教学模式下，教师对教学内容的讲解只能借助文字和图片来进行展示，学生获得的知识以间接知识为主。而利用虚拟现实技术创建学习环境进行学习，可以营造出不存在的世界，或是一般人无法接触的环境，使学生以最直观形象的方式来观察和学习，彻底打破教学在时间和空间上的限制。

虚拟现实技术彻底打破了空间的限制，学生可以直接进入物体的内部进行动态观察。如药学课程中药物的分子结构与化学反应，传统的授课就是教师向学生口头表达它的反应过程，而虚拟现实技术则把学生带入了分子反应的内部，使其获得真实感受和第一手概念资料，这大大提高学生的学习效率。虚拟技术还突破了时间上的限制，在几分钟内甚至几秒钟内就可以完成一些需要几个月甚至几十年才能发生的变化过程，从而能够更直观地、更形象地、更清晰地呈现给学生。比如生物遗传学中的某些遗传定律，利用虚拟现实技术在一堂课内就可以完成动物需要几个月才会发生的变化。

（4）应用虚拟现实技术避免真实实验或操作所带来的危险

在医学实验教学中，难免会有危险的或危害人体健康的实验，比如传染性疾病的临床症状、化学的爆炸性实验等，传统的教学方法是用电视录像取代真正的实验，这样学生就无法直接参与实验，不能获得直观的感性知识。利用虚拟现实技术进行虚拟实验则可以消除这种危险危害性，虚拟现实中的仿真模拟功能能够使教学中一些难做或无法做的实验，通过计算机的动态模拟技术演示得清清楚楚，并让学生参与到虚拟实验环境中去，放心大胆地去做实验、练技能。

（5）应用虚拟现实技术提高学生的临床经验

虚拟现实技术在医学教学中应用的优势之一就是实践，使医学学习活动具有实践的性质。虚拟实践把信息的符号化转换为物质载体，改变了原来的摸不着、看不见的状态，同时也解决了原有条件下传统操作的局限性。医学专业人才的成长需要大量临床经验和技巧，而虚拟现实技术产生的模拟场景可以模拟各种不同的疾病和不同的症状，这样学生可自由选择、反复训练，从而提高诊断和治疗水平，积累临床经验。

（6）因材施教、因人施教，提供自主的学习环境

不同的学生有不同的文化背景、家庭背景、社会背景、个性特征和知识结构，因而有不同的学习习惯、学习方式、思维风格等。但是在传统的医学教学模式下，教师只提供了一种教学计划，这样就使所有的学生必须同一步骤同一进度地进行学习，不利于个性化发展。虚拟现实技术所提供的人机交互的虚拟场景适用于个性化学习，每个学生都可以根据自己的实际情况选择适合自己的学习内容、制订自己的学习计划，以取得因材施教的效果。这种因人施教、因材施教的方式给学生提供了更大的学习空间，可以培养出更高素质的综合型人才。

虚拟现实技术实现了人的临场化，虚拟场景与学生是相互影响、相互作用的，它充分地营造了自主学习的环境，因此学生通过自身与信息和环境的相互作用的新型的学习方式取代了传统教师口头传授的学习方式，符合以学生为主体的教学模式，促使学生积极地参与到虚拟现实技术产生的虚拟场景中，不断进行探索、判断、分析和总结等思维活动。虚拟场景的优良交互性不断地为学生提供必要的反馈，使他们可自主地、个性化地实现学习目标。因此，基于自然方式的交互作用和个别化学习环境，提高了学生的学习兴趣，大大激发了学生学习动机，

有效提高了学生学习的效果。

（7）应用虚拟现实技术促进数字化校园的建设

虚拟现实技术所需的超高速与多媒体的数据传输、大容量的数据存储，以及数据处理的分布式与并行化，无疑是促进高校信息化建设的催化剂，它为医学教育队伍提供了一个高起点的科研环境，促进了学科建设的发展。

3.医学虚拟现实技术的应用形式

虚拟现实技术在医学教学中体现了优良的交互性和逼真性，不但充分调动了学生的视觉、听觉、触觉等感觉器官，而且从根本上改变了学生的思维方式和对传统学习环境的概念。因此，虚拟现实技术在医学教学中起到了无可替代的作用。虚拟现实技术在医学教学中的应用形式有以下五种：虚拟学习环境、虚拟课件制作、虚拟网络协作学习、虚拟实验室、虚拟现实校园。

（1）虚拟学习环境

虚拟学习环境（Virtual Learning Environment），简称VLE技术，是指利用虚拟现实技术，对学习环境进行模拟，在这个虚拟的环境中学生是观察者和参与者，可以在该学习环境进行交互式操作，如利用虚拟现实技术设计一个手术室的环境，让学生进行手术操作的训练。因为虚拟现实技术具有触觉、嗅觉、力觉等多种感知，这种训练系统能够真实地再现手术过程，使学生有亲身经历的感觉。这样可以免除病人不必要的痛苦，解决教学病例不足的矛盾。我国研制的X刀系统中就运用了虚拟现实技术，它可以将病人脑部肿瘤的形状位置大小模拟显示在屏幕上，然后将X线治疗的数据加入进去，再观察肿瘤的变化情况，以帮助医生修正治疗方案和射线剂量。

如今国内教育技术对虚拟学习环境的研究多数都停留在如Blog应用这种符号性的交流上，研究如何对学生间这种文字性的交流进行教学设计。而真正对虚拟现实学习环境的研究，是对分布式真实虚拟现实感的教学环境的开发与应用进行研究，是通过人体模型或者化合物等分子结构演示的虚拟体验，教师和学生之间，或者学生和同伴之间可以在同一个虚拟现实空间中，进行虚拟的面对面交流。

（2）虚拟课件制作

虚拟课件制作是指利用虚拟现实技术设计的教学或者学习课件。现在能实现这种功能的软件有很多，像cult3D、shockwave3D、Flud3D、virtools、VRP等，其中cult3D应用较广。

目前，现代教学课件制作主要借助动画、视频、声音等多种媒体的有机组合来增强情境气氛，通过超级链接、文本输入、搜索和简单的判断、分支来实现交互，缺乏现实参与性、动态性和个性创造的乐趣。利用虚拟现实技术设计开发的虚拟教学课件，不仅能够实现三维空间的展示和交互，而且能够支持学生的自主学习和“浸入式”漫游，还可以随意选择教学场景和场景中物体的状态，进行个性化学习与体验。比如，在生理学教学中，较常见的蛙心灌流实验，正常情况下，学生需要从青蛙体内取出心脏，再连接到四道生理仪上，并不断地变换加入含有各种离子的溶液，来了解各种离子对心跳的影响，实验做起来费时又费力。教师们为此编制了一种课件，通过计算机系统模拟蛙心灌流实验，学生只需在计算机上进行操作即可得到准确的实验数据及分析报告。该课件的虚拟实验环境设计得非常好，连每一次加入含离子的溶液时必须用缓冲液冲洗心脏的动作都设计了，这样的课件一方面能够帮助学生高效率地学习，另一方面能够培养他们严谨的科学态度。

另外，还可以将一些病例编制成教学课件形式的学习材料，学生通过调用这些材料来设计虚拟的病人，进行诊疗技术方面的训练。例如，学生通过数据手套等传感器，可以进行腹部检查中的叩诊和触诊等诊疗手法的训练。又如，虚拟现实技术可以模拟人体的各种脉象，供学生学习脉诊的方法。早在20世纪90年代初，就出现一套计算机诊疗疾病的系统，该系统就是将各种常见病人的体征信息输入计算机，同时将名老中医的诊病经验输入进去，由计算机对各种病症进行处理得出治疗方案。它是虚拟现实技术在中医教育中的雏形，将此系统进行改造，用于培养临床中医医师非常实用，它能够有效地提高教学效率和教学质量，并特别适用于个别化的教学。

（3）虚拟网络协作学习

虚拟网络协作学习，顾名思义就是基于虚拟现实技术和网络技术的一种学习方式，通过网络把所有的学生聚集在同一间虚拟教室里。它着重强调在线学习的临场感，支持学生之间的讨论交流、学习、考试等行为。它支持数据的可视化与时空现实性，能够将虚拟教室构建成为“风、压力、温度、立体、振动、色彩完全的模拟环境”。它能够有效减轻学生因远程学习而产生的孤独感和无助感，为其提供一个共同合作、共同学习的、更富有生机的虚拟空间。目前有些学校已开始使用VRML制作分布式学习的界面，为学生提供虚拟网络协作学习的空间。另外，MUD/MOO支持学生之间、学生与虚拟对象之间的在线学习交流，其在医学教学领域也有广阔的应用前景。

一个完整的虚拟现实网络教学系统，往往还包括虚拟实验子系统和多媒体考试子系统。关于多媒体考试子系统，它是基于多媒体技术、网络技术和虚拟现实技术的一种综合性评价手段，强调运用虚拟现实技术来组建网上虚拟考试环境，以支持多种测评方式的实施。

（4）虚拟实验室

虚拟实验室可以称为是协作式虚拟环境（Collaborative Virtual Environments，CVE）中的一种，高级的CVE系统甚至能模拟真实实验室中学生之间以协作方式为主的、需要共同完成的学习任务。虚拟实验室基本上分为两类：一种是由编程者设计只能插入并操作实验中有限的实物，这是现今大多数虚拟实验室系统的工作环境；另外一种是基于广泛学科领域知识的虚拟现实系统。

目前，高等医学院校实验教学中普遍存在着资源有限和教学效果不佳的现象，虚拟实验室是近年来被证明有效改善这一现象的做法之一。利用虚拟现实技术产生的虚拟学习环境，学生可自主完成实验全部步骤，系统还将实验过程的视频窗口、图文并茂的实验预备知识、及时方便的实验指导、灵活的实验操作、良好的交互过程等资料呈现给学生，使学生在完成实验的过程中获得全新的感受。虚拟实验室具有导航、自测、自评的助学功能，学生可根据教学大纲的要求，通过自己的努力来完成实验，指导教师可以不参与进来。例如，有关虚拟人体的最新研究成果——解剖三维可视化中的体素，就采用了人工智能技术，在一个框架内将具有现实感和可视化的详细空间模型与人体的符号模型结合起来，通过CT和磁共振横截面影像或组织学切片来建立空间模型。这为解剖学的教学提供了方便有利的条件。学生做三维脑图谱实验时，可从头部的表面图像开始探索脑模型，也可逐层地剥离组织，并且切割的方向不受限制。再如济宁医学院临床技能中心建立的三个虚拟现实技术实验室收录了 84 种心肺听诊杂音和这些杂音所产生的部位、机理以及在心电图上的表现等，并用图文并茂的动画形式表现出来。这些杂音是利用先进的仪器设备在几千名典型的临床患者身上采集制成的。该模拟人可与实验室内的彩色电视机相连，使用时打开系统，模拟人显示器和彩电上均可同时显示出虚拟的内容。在理解的基础上关掉系统，打开计算机模拟人的模拟系统，学生就可自由地进行心脏、肺部的有关检查了。另外，实验室内还配有多台肝脾触诊仪，用来模拟腹部疾病的阳性体征。

（5）虚拟现实校园

虚拟现实校园是指利用虚拟现实技术创设的虚拟校园场景，是虚拟现实技术应用于教育界的最早的应用形式之一。天津大学早在 1996 年就开发了基于VRML技术的天津大学虚拟校园。在虚拟的天津大学中，学生可以任意选择自己的角色，可以在校园里行走游玩、可以随意找一间空教室准备自己的教材上课、随意到教务处查询资料、可以在图书馆资料库借阅图书，甚至可以与其他的虚拟学生交流、谈心等。虚拟的天津大学校园和现实中的校园一样，没有去过天津大学的人可进入虚拟校园好好享受一下这所著名的大学给我们提供的服务。

虚拟校园着重体现学习环境，在虚拟校园环境里进行学习，更容易使学生产生参与感和认同感。系统还将虚拟现实技术、网络技术和多媒体技术相结合，给学生提供良好的交互环境，使他们更容易投入到学习情境中。

四、研究的理论基础

虚拟现实技术为现代学习活动提供了一个崭新的平台，为多种学习理论的融合作用提供了理想的舞台。

（一）建构主义学习理论

建构主义学习理论是继认知主义之后学习理论的又一场重要变革，最早由认知发展领域最有影响的瑞士心理学家皮亚杰（1972）提出。后来经维果茨基、奥苏贝尔、布鲁纳等许多心理学家和教育学家的不断努力，这一理论逐渐丰富、发展，形成了较完整的体系。

1.以学生为中心

学习的过程不是以教师为中心，而是以学生为中心。学生在学习过程中占主导地位，不是只是靠教师的口头传授，而要主动去建构自己的知识体系。

2.主动建构的学习

建构主义学习理论认为，学习不是教师简单地把知识口头传授给学生，而是学生主动地建构知识的过程，学生不能只是被动地、简单地接受这些知识信息，而是主动参与进来，根据自己的经验背景，对外部信息主动地选择、加工和处理，从而建构自己的知识体系，这种建构过程无法由别人代替完成。因此，学习不是像行为主义所描述的“刺激—反应”那样。每个学生都以自己原有的知识经验为基础，对新信息重新认识和编码，建构自己理解的模型，从而获得新知。在这一过程中，学生原有的知识经验因为新知识经验的进入而发生改变和调整。

3.学习情境对意义的建构起重要作用

建构主义学习理论认为学习环境的四大要素和四大属性是“情景”“协作”“会话”和“意义建构”。建构主义学习理论强调学习情境的重要性，认为学生的学习是与真实的或类似于真实的情境联系着的，是对一种真实情境的体验。在真实的社会文化背景下，学生借助于社会性交互作用才能积极有效地建构知识。

4.建构学习的途径

建构主义学习理论认为学生认知结构发展变化的两种方式或途径是同化和顺应。同化是指学生把外界的知识信息吸收到自己的认知结构中去，用来强化和扩展自己的思维倾向和行为模式。顺应是指学生吸收了外界的知识信息后，已有的认知结构与外来的信息发生了冲突，最终会导致原来的认知结构发生变化，从而建立新的认知结构。同化和顺应是相辅相成的，同化是认知结构数量的变化，而顺应则是认知结构质量的变化。学生的认知水平就是同化和顺应的结果。同化后顺应，再同化后再顺应这样循环反复，平衡和不平衡相互交替，因此学习不是简单的知识的累加，而是新旧知识经验产生冲突后而引发的认知结构的重组。人的认知水平的发展，就是这样的一个过程。新的知识信息的输入、存储、提取、同化和顺应相互作用的过程就组成了学习的整个过程，也是学生与学习环境之间互动的过程。

医学虚拟现实教学系统符合建构主义的学习理念，它实现了人的参与感、临场感。学生与虚拟环境之间产生了互动，营造了“自主学习环境”。学生通过自身与信息和环境的相互作用得到知识和技能的新型学习方式取代了传统“以教代学”的旧的学习方式。

学生在这个虚拟学习环境中不断进行探索、分析、判断和总结来主动建构所学的知识。医学虚拟现实教学系统产生的虚拟场景直观而生动，还为学生提供了良好的交互途径和手段。学生在虚拟场景中具有主体的地位，可自由控制选择场景活动、探索虚拟世界。通过这种探索后获得对客观事物的各种感性和理性认识，有助于激发学生的思维能力，并且深化或建立新的认知结构。从心理学的角度讲，它有利于知识的迁移和应用，激发积极的学习情绪和动机，并使知识体系的准确架构和技能、能力的快速形成成为可能。这是最为重要的优点，它既符合学生的过往经验，又切合真实的现实。

（二）行为主义学习理论

20 世纪初一种新的学习理论逐步形成，这就是行为主义学习理论。它的代表人物有桑戴克、巴甫洛夫、斯金纳等。典型的理论有巴甫洛夫的经典条件反射学说、华生的行为主义、桑戴克的联结主义及斯金纳的操作性条件反射学说。经典行为主义学习理论和新行为主义学习理论（即所谓的操作性行为主义学习理论），是行为主义学习理论的两大学派，行为主义学习理论强调了学习过程中可观察的行为，认为行为多次的愉快或痛苦的后果改变了个体的行为，或者说是个体模仿了他人的行为。

行为主义学习理论认为学生的行为是他们对环境做出的反应，学习是被动的；学习是因刺激而引起的行为变化；学习的发生就是刺激与刺激、刺激与反应之间的联结；所有行为都是习得的，学习即习得新的联结；对学习结果很重视，不重视学习者的内心活动，注重实验研究，通过实验来验证提出的理论是否正确。行为主义学习理论强调邻近和强化在学习中的价值，并由此可以延伸形成塑造或纠正行为的方法；已有的知识主要是通过各种直接的过程影响新的学习；在教育方面，教师创造一种环境，使学生形成合意的联结。

虚拟现实技术支持下的医学学习活动给学生提供了真实的环境刺激与反馈，这种刺激反馈带来的冲击力容易满足学生内部需要和动机。虚拟现实技术产生的虚拟场景十分适合训练学生的临床实践能力，因此，虚拟解剖学、虚拟手术学等都成为虚拟现实技术在医学教学中的典型应用。同时斯金纳的强化论对医学虚拟教学系统的设计和开发具有指导性作用。对比一下虚拟现实教学系统与传统动画，如果抛除网络传输与文件大小的因素，它们的本质区别就是交互性与实时反馈的速度不同，而恰恰及时有效的反馈是强化的必要手段。因此，在设计开发虚拟现实系统的教学课件时，行为主义的强化论对设计导航和反馈机制具有理论指导作用。

（三）认知学习理论

一般认为，认知学习理论发端于早期认知理论的代表学派——格式塔心理学的顿悟说，同时心理学、控制论、信息论、语言学与计算机科学等学科的发展也影响了认知学习理论的产生与取向。早期的认知学习理论有格式塔学习理论和托尔曼的符号学习理论。现代认知学习理论主要有皮亚杰的建构主义学习理论、布鲁纳的认知—发现学习理论、奥苏贝尔的接受同化学习理论、信息加工学习理论以及加涅的累积学习理论等。

认知论就是指导人类认识过程的方法，认知派学习理论认为，学习过程是有机体积极主动地形成新的完形或认知结构，而不是简单地在优化条件下形成刺激与反应的联结。该派别认为，有机体获得经验的过程是通过积极主动的内部信息加工活动形成新的认知结构的过程。莫雷的《教育心理学》一书中将认知学派理论的共同点归纳为三点：从学习的过程来看，他们都把学习看成复杂的内部心理加工过程，重视人在学习活动中的准备状态。换言之，一个人学习的效果不仅取决于外部刺激和个体的主观努力，还取决于一个人已有的知识水平、认知结构和非认知因素。从学习的结果来看，他们都主张学习的结果是形成反映事物整体联系与关系的认知结构。从学习的条件来看，他们都注重学习的内部条件，强调学生在学习过程中的主动性、积极性。

任何一种认知论都有它的本体论立场。传统认知论有多种本体论立场，这些本体论立场有一个共同点，就是都在基于现实的基础之上来探讨认知物体、认知过程、认知本质等。虚拟现实技术创设了虚拟场景或者虚拟对象，从认知的过程来看，认知对象从以往的与现实生活的互动，演变为与虚拟现实对象产生交互，这样人的大脑的某些认知过程就与虚拟现实对象有很大关系，从而产生了一种新的认知方式。

虚拟现实应用于医学教学必须从学生的认知心理出发，注重他们的具体经验和对情境的理解，促使学生新旧知识的同化顺应顺利完成，从而建立起自己的新认知结构，进而促进认知发展。

（四）自主学习理论

20世纪70年代中期以来，应用语言学研究重点从研究“如何教”转移到研究“如何学”；从研究“教师”转移到研究“学生”；确立了以学生为中心的教学观点。“以教师为主导，学生为主体”的教育原则已为教育界所接受。20多年来，国外研究人员就促进学生自主性“学习”进行了大量的学术和行为研究。

自主性学习又称自我调控学习，就是学生对自己的学习负责，明确学习目的和学习目标，制订符合自己实际情况的学习计划并实时监控和评估自己的学习过程；学生在学习过程中通过运用计划、监控和评估等元认知策略达到自主学习的目标。

齐莫曼认为，当学生在元认知、动机和行为三个方面都是一个积极的参与者时，其学习就是自主的。他进而又从学习动机、学习方法、学习时间、学习的行为表现、学习的社会性、学习的物质环境等六个方面对“自主学习”的实质做出了解释。他认为，自主学习的学习动机应该是内在的、根据早已计划好的或已经达到自动化程度的学习方法，学生有效地安排自己的学习时间，能够意识到学习的结果，并且对学习环境保持高度的敏感和随机应变能力。

而传统的在学校环境中实施的自主学习，是指所有学生在教学大纲、教学目标的宏观调控下，依据自己的情况在教师的指导下，制定并完成具体学习目标的一种新的学习方式。这种学校环境下的自主学习并不是完全独立自主的，而是处于教师指导下的半独立性的学习方式，是为将来形成完全的自学打基础的。自主学习能力的培养一定要在自主学习环境中进行，这种能力的获得就是把外部学习技能内化成自己能力的过程。学生具备自主学习的能力和学校提供自主学习的空间是实施自主学习的两个必要前提。自主学习是主观条件，学习空间是指能够供给学生自由选择的学习方式和手段、学习材料、活动场所等硬件设施，是客观条件。

医学虚拟现实教学创设了与教学目标相适应的、适合学生年龄特点和认知心理的自学环境，利用多媒体直观形象、具体生动地呈现学习信息，培养学生良好的学习态度和情感，充分调动学生的智力因素和非智力因素。在虚拟现实技术产生的虚拟学习环境中，学生可将自主性发挥到最大程度，通过自主的探究活动和与其他学生的相互协作交流来完成知识的建构。

虚拟情境下的自主学习对学生的自我控制能力要求很高，学生不但要自己控制学习环境、学习内容、学习进度等，而且要将虚拟环境与真实世界联系起来，这样才能更好地建构虚拟场景中同化的知识与技能。因此，在虚拟学习系统中要为学生提供适当的控制手段，以利于锻炼学生的自律能力和增强持久学习的动机。

第二节　虚拟现实技术在医学教学中的设计与开发——以中医针灸教学为例

一、系统设计

系统设计包括教学设计和结构设计两大部分。

（一）教学设计

1.课件内容的选定

基于虚拟现实技术的课件在医学教育中具有巨大的潜力，但并不是在任何课程中都可以采用。使用时应该选择最能达到教育目标的技术、最恰当的技术，而不是选择最先进的技术。因此，采用虚拟现实技术开发课件之前，应该进行需求分析和技术可行性分析。

（1）需求分析

需求分析是指现实教学中确实有采用虚拟现实技术来解决教学中的重点和难点问题的需要。如用实物进行教学和培训会有危险时、教学中需要用到模拟时、当知识的可视化会使学生更容易理解抽象概念时、当模型与实物一样生动甚至更生动有趣时、当需要给学生一定的机会去体验或参与活动而现实情况下办不到时等。

通过对针灸教学的人体模型调查发现，现代用于辅助针灸教学的人体模型大都改用塑料或是橡胶等便宜易造型的材料制作。随着计算机技术发展，也有人应用计算机技术建立二维和三维人体模型来辅助实习医生或是普通群众学习针灸穴位的知识，但总体看来传统模型的特点是直观，学生可以近距离观察每个穴位的位置。但是每个穴位的精确位置还需要对照文字资料来寻找，另外，这种实体模型也不便于查找某个未知穴位的位置。对于二维图片模型，它的特点是图文并茂，形象直观，但是毕竟是二维平面模型，空间立体感稍差一些，对于有些空间立体感不强的学生来说，读懂这些模型有一定的困难。还有大多数穴位是按照经络分布的，这种模型也不利于经络的显示和观察。基于以上几点，本研究认为建立计算机三维数字模型可以更好地帮助中医针灸学的教学工作。三维模型不但可以图文并茂，而且便于在数百个穴位中查找。如果再配以虚拟现实的显示技术，学生可以看到和实体模型一样的效果。因此，我们研究开发了针灸教学辅助课件。该课件可以辅助针灸师的学习，同时为普通群众提供一个就医的参考。

（2）技术可行性分析

技术可行性分析是指基于现有的技术水平下是否能成功地实现相关的效果。虚拟现实技术作为一种新兴的媒体迅速发展，目前的种类比较繁多，各有优缺点，在进行需求分析之后，要考虑到虚拟现实技术能否实现相关的教学内容。利用哪种类型的工具能达到所需求的效果，一旦选定了工具，就要考虑到开发者对这项工具的掌握程度、开发的时间、产品的运行等情况。

目前适合用于开发计算机三维数字人体模型的主要技术是建模技术。本研究主要应用POSER、3D MAX建模，其优势有以下三点：①操作简单、易懂、学习非常容易。POSER软件提供了各种形象生动的人体三维模型供用户选择，学生可以轻松地设计制作人体造型。②功能强大、具有人工智能功能，实现的交互效果好。3D MAX建模功能强大、拓展性好，而且丰富的插件能实现交互。③文件的兼容性好。POSER和3D MAX软件的兼容性很好，可以与其他三维软件相互导入使用，如MAYA等。

在需求性分析和技术性分析后，最终选定以针灸学中腧穴的定位为实例，设计和开发基于虚拟现实技术的教学课件，并对教学课件的应用效果进行教学评价。

2.教学目标的确定

教学目标是学生在医学虚拟教学系统中应达到的学习结果或标准。教学目标是教学设计等活动的出发点，也是最终的归宿点，它为分析教材和设计教学活动提供了依据。明确、规范、具体的教学目标决定了教学是否能沿着预定的、正确的方向进行。同时明确的教学目标可以激发学生的学习动机，帮助教师评价和修正教学的过程，为教学评价提供依据。“腧穴的定位和模拟诊疗”的教学目标是让学生理解人体的分区、熟练掌握人体穴位的定位。“腧穴的定位和模拟诊疗”教学课件实现的主要教学功能有以下三点：①清晰全面地表达教学内容。②形象直观地突出教学中的重点和难点内容。③通过课件提供的三维交互功能，使学生熟练掌握人体穴位的定位。

美国教育学家、心理学家布鲁姆等人将教学目标分为三个主要部分：第一部分是认知领域（包括有关知识的回忆或再认，以及理解能力和技能的形成等方面的目标），分为识记、理解、分析、综合、应用、评价六个层次；第二部分是情感领域（包括描述兴趣、态度和价值等方面的变化），分为注意、反应、组织化、价值、价值判断或价值复合体的个性化等五个等级；第三部分是动作技能领域（强调肌肉的运动、对材料和客体的某种操作或需要神经肌肉协调的活动），分为模仿、精确、操作和连接四个等级。

（1）认知方面的目标

在分析医学虚拟现实教学认知领域里的教学目标、划分知识点以确定学习水平时，要考虑医学虚拟现实教学环境可能实现的功能。在“腧穴的定位和模拟诊疗”中，由于知识表现形式丰富，同时运用虚拟现实技术和其他媒体技术配合对教学中认知的重点和难点进行展示，提高了学生的认知水平和能力。因此，“腧穴的定位和模拟诊疗”在认知领域的教学目标是：让学生通过系统的学习，掌握和理解人体腧穴定位的相关知识，并运用这些知识去解决实际的问题。

（2）情感方面的目标

在“腧穴的定位和模拟诊疗”中的模拟诊疗区，使学生有更强的参与感和临场感，增加了感情的投入，有利于提高学生利用信息技术的能力和自主探究的能力。

（3）技能方面的目标

利用虚拟现实技术制作的教学课件实现了学生只有通过实习或见习才能达到的教学目标。“腧穴的定位和模拟诊疗”所创设的虚拟学习环境实现了学生与虚拟对象的三维交互，并存储了不同的病例供他们进行模拟诊疗，通过反复的操作练习获得正确的动作技能基础。

3.学习者的特征分析

学习者的特征分析是指了解学生的学习准备情况及其特点的活动，它是后续教学设计工作的依据。所谓学习准备是教育心理学中的一个概念，指学生从事新的学习时，原有的知识水平或心理发展水平对新的学习的适应性。学生的特征分析主要包括：分析学生的层次与知识起点，了解学生的学习环境和学习能力等方面的内容。

不同专业基础的学生其知识结构和知识起点是不同的。“腧穴的定位和模拟诊疗”主要是针对相关专业的学生进行课前预习或课后复习而设计的，适用于中医课程的初学者，或者对中医理论和实践知识掌握得不熟练的学生。它对学生的要求是必须具备基本的计算机操作能力和较强的学习能力。

4.教学媒体选择

教学媒体是沟通学生和学习内容的桥梁，也是医学虚拟教学系统设计的重点部分。设计开发者不但要了解各种教学媒体的优缺点，还要考虑到目前技术发展水平的程度。不同的教学内容有不同的特点，选择合适的媒体手段充分发挥各种媒体的优势，能使教学达到事半功倍的效果。

虚拟现实教学课件中教学媒体的选择是实现交互效果的关键，因此“腧穴的定位和模拟诊疗”在设计和选择教学媒体时，首先需要根据教学目标的要求及教学内容的特点选择恰当的媒体表现形式。

（1）利用传统媒体表达基本内容

腧穴定位的基本教学内容利用传统媒体的文字、图片、图像等手段来表达，使学生了解腧穴的含义、分类等，对基本内容有个初步的了解。这部分内容利用文字就能清晰完整地传达给学生，而对于进针的手法这一部分除了文字，还可以利用图片、图像或视频加以说明，这样学生对相关内容就有了一个直观的印象，对文字内容也有了进一步的理解。

（2）利用三维虚拟建构人体模型

人体的分区、腧穴定位这两个教学重点内容需要建构三维可视化虚拟人体模型，来形象直观地展示。人体本来就是三维世界的产物，如果只用图片或者文字呈现，那就不够直观生动，缺乏空间想象力的学生对这部分内容难以理解。而将人体的分区和腧穴的位置与三维虚拟人体模型相关联，可以让学生对这部分内容一目了然，同时在虚拟场景中学生可自由地对三维人体模型进行操控，任意选择观察角度、观察的距离、缩放的比例，并且在每个分区和腧穴的位置设置鼠标响应触发，当鼠标移动到这个位置时，课件会自动显示这个位置的名称，这样有利于学生对文字、图片等教学信息的理解和掌握。

（3）利用虚拟现实技术创建了模拟诊疗区

基于虚拟现实技术创建的模拟诊疗区可以真实模拟诊疗过程。学生可根据不同的病例，在三维虚拟人体模型上选择不同的针刺点。同时计算机会根据学生的选择，提供是否正确的信息反馈并及时纠正错误操作。学生还可以反复训练不同的病例，不断强化对教学内容的掌握和理解。

5.情境的创设

教学情境是多样而复杂的。北京师范大学的何克抗教授把教学情境分为两种：一种是接近真实的或模拟真实的学习环境，另一种是有丰富资源的学习环境。在第二种情境中，学生可根据不同的应用实例和应用经验，主动地去探索和研究。利用虚拟现实技术创设的教学课件也包括了以上这两种教学情境。

根据课件所选定的教学内容，再结合虚拟现实技术的特点与功能，可以将课件中的情境创设分为两种：真实性情境和探究性情境。

（1）真实性情境的创设

美国心理学家桑戴克曾提出“两种学习只有具有共同的要素才能相互迁移”的观点，认为在学习上甲向乙迁移的重要条件是甲和乙之间有共同的要素。如果学生对物体缺乏一定的了解，就应该为他们提供一些直观的、形象的、感性的、真实的资料。根据虚拟现实技术的优势，文体、动画、视频、图像、声音等媒体有机地结合可产生一个真实的、直观的教学情境，可使抽象的教学内容具体化、形象化，从而让学生通过外部的多种刺激迅速感知教学内容，形成丰富、明晰的表象。

（2）探究性情境的创设

多媒体课件的运用是培养学生发散思维和创新能力的良好手段，因此在课件设计中应尽可能在短时间内为实现种种设想的思维发散，及时提供各种探究材料和情境。虚拟现实技术应用于网络课件的最大优势是情境的创设。虚拟现实技术交互性和沉浸性的特点，可使学生产生主动的学习动机，可以培养其自主思考的习惯和能力，完成知识的意义建构。

在“腧穴的定位和模拟诊疗”的教学课件中，利用虚拟现实技术的三维建模技术创设了虚拟体验教学情境，学生在这种虚拟情境中进行模拟诊疗就是利用自己已有的知识和经验去同化或顺应当前学到的新知识，以促进知识的意义建构。

（二）结构设计

“腧穴的定位和模拟诊疗”学习系统的结构设计，主要包括界面设计、导航设计和交互设计。

1.界面设计

界面设计是对电脑显示器上显示的各个组成要素的布局进行设计，这些要素包括窗口、菜单、按钮、多媒体教学信息。界面设计非常重要，因为学生的整个学习过程都是在这个界面下完成的。设计合理的界面能给他们一目了然、友好的感觉，提供一个和谐的学习空间，促进学习的发生和发展，提高学习效率。界面设计要考虑界面的布局、色彩的搭配以及字体的设计等多方面因素。

（1）界面的布局

界面的布局就是以最合适浏览的方式安排图片、文字等多种媒体信息在界面上的位置。界面的布局要经过三个步骤：一是草案。这属于创作阶段，不讲究细腻工整，不必考虑细节功能。二是布局。遵循突出重点、平衡协调的原则，把需要的功能模块安排到界面上。三是方案。将布局精细化、具体化。

在“腧穴的定位和模拟诊疗”中根据需要设置两个不同的按钮分别表示两个

大功能模块，每个模块上的短语均代表某一模块下的主要教学内容。在设计时，除了要充分考虑系统的整体风格，还要使界面有亲切、自然之感，更为重要的是应该突出主题。

（2）界面色彩的搭配

界面的色彩是衡量系统质量高低的重要因素。不同的色彩会给学生不同的心理感受，如绿色，显得和睦、宁静、健康、安全；红色，能使人产生冲动、热情、活力的感觉；黄色，具有快乐、希望、智慧和轻快的个性。合理的色彩搭配能够吸引学生的注意力，减轻学生的视觉疲劳。界面色彩搭配中注意不要用太多种颜色，尽量控制在四五种之内。

“腧穴的定位和模拟诊疗”的界面设计，可以银灰色为主色调并配以白色，通过调整色彩的透明度和饱和度来产生按钮和文字的色彩，从而使整个界面看上去色彩统一又不乏层次感。

（3）界面字体的设计

字体的设计相对简单，一般界面的字体设计要遵循以下原则：一是字体不能过多。因为字体太多会显得杂乱没有主题，而且容易分散学生的注意力。二是字号要合适。字号过小，不能吸引学生的注意力，还容易使眼睛疲劳；字号过大，会浪费界面空间。三是不同级别的内容使用字号的大小要有所区别。一般情况下，标题的字体要比正文的大，以使学生对知识内容的结构和层次清晰明朗。四是特殊的字体要转换成图片，以使文字看起来更加舒适美观，给学生以美的感受。

2.导航设计

利用虚拟现实技术设计开发的教学课件中的虚拟现实场景给学生提供了一个完全自由、充分自主的空间。这一特点符合建构主义学习理论以“学”为主的教育观点，可充分调动学生的积极性和主动性，促进其知识结构的积极建构。但同时学生有最大程度的自主权，他们容易在这个空间中迷失方向，不知何去何从。所以在设计开发虚拟现实教学课件时，既要考虑到提供给学生自主空间，又要特别注重导航策略的设计，以确保实现最佳的教学效果。导航应该在虚拟场景中提供一些指导性的建议和引导。设计合理的导航有助于学生能够迅速掌握教学内容，达到预定的教学目标。

“腧穴的定位和模拟诊疗”主要应用了模块导航，在主界面的导航中心提供了直接的导航，只需用鼠标单击导航上的超链接，便可以直接进入相应的界面中。

3.交互设计

良好的交互性是虚拟现实技术的一个重要特征，也是虚拟现实技术应用于医学教学课件的一个主要的优势。交互性行为设计的实现在基于虚拟现实技术的课件上具有举足轻重的地位，课件中的虚拟现实场景能否实现自然流畅的人机交互，将直接关系到课件设计的成败。

课件设计交互的原则主要是以自主学习为核心，实现学习环境和学习内容的交互，并且通过学生与系统中的三维虚拟人体模型的信息交互，充分调动学生的主动性，帮助学生在虚拟的教学情境中去运用所学的知识。

二、系统的开发

（一）开发工具

在“腧穴的定位和模拟诊疗”学习环境的开发中，主要包括三个方面的内容：系统的建模、学习场景的创建与交互实现。针对这三个方面的内容，可选择Poser6.0 和 3D MAX 8.0 作为建模工具，VRP作为学习场景建立和交互实现的工具。

1.Poser 6.0

Poser 6.0 是元宇宙创作公司推出的一款三维动物、人体造型和三维人体动画制作的精品软件，它提供了丰富多彩的人体三维模型，使用这些模型可轻松快捷地设计人体造型和动作，免去了人体建模的烦琐工作。Poser 6.0 适合于多数 2D 与 3D二者领域的制作环境，提供综合专业等级应用的特点和功能、64 位元算图引擎和网络算图支持。Poser 6.0 的基本要求——减少设计和制作时间以及使用成千上万的设置和贴图素材的 3D模型。Poser 6.0 不仅带来具有影响力的 3D角色设计，并且创造了角色细致与生动的无限可能，还提供制作角色所需的美工技术、插图说明、虚拟影像、动画绘制、漫画、网站制作、版画印刷、教育知识、医学显像、美容整形、游戏、故事架构等素材。

利用Poser 6.0 进行角色创作的过程较简单，主要为选择模型、姿态、体态设计三个步骤，内置了丰富的模型，这些模型以库形式存放在资料板中。人体模型包括裸体的男性、女性和小孩，穿衣的男性、女性和小孩，无性的人体模型、骷髅、木头人。动物模型包括狗、猫、马、海豚、蛙、蛇、扁鱿、狮子、狼和猛禽，在绝大多数情况下，我们都可以从内置的模型中选出创作角色库所需的模型。

2.3D MAX 8.0

3D MAX 8.0 也称 3D Studio MAX，是美国电脑软件公司开发的基于PC平台的三维动画制作软件，是当前PC机上应用最广泛的也是最流行的三维动画制作软件，被誉为“三维动画制作大师”。3D Studio MAX采用了Windows一体化的操作界面，使用起来非常轻松。用户只需知道一些计算机操作的基本知识，有点英语基础，并且正确安装了这一软件后，就可以操作了。

3D MAX 8.0 增加了许多令人瞩目的功能：方便的操作界面、增加了建模功能、增强了动画制作功能、渲染方式的改进以及对游戏的支持等。3D MAX 8.0 提供了功能强大的建模方法和动画的渲染，模型、材质与动画设计是三维动画制作的三大主要部分，材质编辑器合理的应用是使对象（或物体）具有真实感的关键。

3.VRP

深圳市中视典数字科技有限公司（以下简称中视典公司），是专注于虚拟现实与三维互联网领域的软硬件研发与推广的专业机构，是国际领先的虚拟现实技术解决方案供应商和相关服务提供商。提供的产品有：虚拟现实编辑器（VRP-BUILDER）、数字城市仿真平台（VRP-DIGICITY）、物理模拟系统（VRP-PHYSICS）、三维网络平台（VRPIE）、工业仿真平台（VRP-INDUSIM），旅游网络互动教学创新平台系统（VRP-TRAVEL），三维仿真系统开发包（VRP-SDK），以及多通道环幕立体投影解决方案等，能够满足不同领域不同层次的客户对虚拟现实的需求。

中视典公司于 2002 年注册于深圳高新技术园区，之后分别在北京、上海、成都设立了分支机构，其中北京公司是VRP软件研发和营销中心。中视典公司始终坚持以自主知识产权的虚拟现实平台软件VRP为核心，同时吸收引进国内外的先进软硬件技术。VRP系列产品自问世以来，一举打破该领域被国外软件所垄断的局面，以极高的性价比获得国内广大客户的喜爱，已成为目前国内市场占有率最高的一款国产虚拟现实平台软件，超过600所院校采购了VRP虚拟现实平台及其相关硬件产品（如清华大学电机系、上海同济大学建筑学院、中国传媒大学动画学院、天津大学水利工程学院、青岛海洋大学、武汉理工大学、山东理工大学等），在院校的教学和科研中发挥了重要的作用。

VR-Platform，简称VRP，具有很多特性。①人性化，易操作，所见即所得。VRP兼容多种Windows操作系统，是一个全程可视化软件，操作简单，具有在编辑器内直接编译运行、一键发布等功能，有计算机基础的人可以在很短的时间内掌握使用方法和技巧。②高效渲染引擎和良好的硬件兼容性。VRP运用了游戏中的各种优化算法，以提高大规模场景的组织与渲染效率。无论是场景的导入导出、实时编辑，还是独立运行，其速度明显快于某些同类软件。③良好的交互特性。虚拟现实技术最重要的特性就是交互性，这也是它与传统动画最主要的区别，VRP支持多种浏览模式，包括行走、飞行、静物观察、摄像机动画等，用户不需要定义很复杂的参数，即可实现不同方式的浏览。在控制模式中可通过热区、热键来进行内容显示。在行走模式中，默认开启碰撞检测，即可实现游戏般的漫游。用户可以用键盘、鼠标、定时触发、事件触发、脚本流程来与三维场景中的物体或属性进行各种方式的互动。④与3D MAX的无缝结合。3D MAX是VRP的建模工具，VRP是3D MAX功能的延伸，是3D MAX的三维互动展示平台，支持绝大多数3D MAX的网格、相机、灯光、贴图和材质。VRP支持3D MAX多种全局光渲染器所生成的光照贴图；支持3D MAX的相机动画、骨骼动画、位移动画和变形动画；支持3D MAX所有单位格式；支持3D MAX的各种插件包括Forest、Reactor等；导出方便快捷，只需要点击导入导出按钮，即可导出场景并预览。⑤强大的界面编辑、独立运行功能VRP中集成了二维界面编辑器。学生可以为自己的VR项目设计各式各样的界面，加上面板和按钮，设置热点和动作，同样，这些设计工作都是可视化的。⑥可输出高精度效果图和动画。VRP特有的软件抗锯齿功能，可以在一般的显卡上输出3000点以上的高精度效果截图。也可以利用该功能将实时动画输出为高精度序列帧，用于后期制作DVD动画，这大大提高了动画制作的效率。

（二）开发流程

“腧穴的定位和模拟诊疗”学习环境的开发，主要有以下五个步骤。

1.分析阶段

对学习的内容、目的以及学生的特征做出分析，然后根据学习需要写出系统的脚本，为下一步设计学习系统的结构与功能做准备。

2.设计阶段

根据学习设计的过程脚本，结合在学习中所需要实现的功能以及涉及的信息资源，对学习系统的结构做出设计。

3.开发阶段

根据上一步设计的系统结构，分部分和模块进行开发实现，最后对各部分和模块内容进行整合。

4.实施阶段

将开发出的系统在小范围的学生中进行试用，并收集学生使用中与使用后的信息反馈。

5.评价阶段

根据系统应用后所收集的各种反馈信息，对系统的整体和各部分细节作出评价，并根据评价的结果对设计和开发中的不足之处做出修改。

（三）开发案例

本研究虚拟现实技术应用中医学教学课件的名称为“腧穴的定位和模拟诊疗”。

1.虚拟教学模块

虚拟教学模块构建了三维交互的虚拟人体模型，把针刺点的位置教学重点和难点内容准确直观地表现出来。学生可以自由地选择观察角度，同时系统会给出实时的信息提示，以此提供良好的虚拟教学环境。具体步骤如下。

①在Poser 6.0 中创建一个无性人体的模型和一副无性骨骼模型，然后以后缀是.3ds的格式导出文件。

②在 3D MAX 8.0 中导入骨骼和人体模型，调整其位置关系。同时将人体模型材质设置为半透明，使得骨骼镶嵌在人体中可视，便于学生判断腧穴的位置，做好针刺点的定位。

③根据十四经穴的不同分类，分别在 3D MAX 8.0 中建立微小的球体作为腧穴的标记，以骨骼作为参照准确地镶嵌入体表。此步骤非常重要，因为球体标记得准不准确直接影响到学生模拟操作知识表达的准确性。

④将制作好的人体、骨骼、所有微小的球体建立连接，组合成一体，然后渲染烘焙。

⑤在 3D MAX8.0 中安装VRP插件后，直接导入到VRP编辑器中。

⑥虽然所有的穴位都在人体模型上有了标示球，但是学生无法单凭模型就找到穴位的精确位置。为了方便学生在看到穴位具体位置的同时，还能够很方便地看到该穴位的其他信息，在辅助训练系统提供了穴位相关属性的介绍，这些介绍包括标准定位、取法、功用、主治病症和刺灸法。具体的做法：在VRP编辑器的高级界面中，在人体周围建立信息显示框，用来显示每个腧穴的名称、位置和针刺法。然后在每一个表示腧穴的球体上面设置热区，在鼠标移入和移出时设置脚本命令。

⑦在VRP编辑器中运行一下效果，完成后在VRP编辑器中导出后缀为.exe的文件。

2.模拟诊疗模块

①在VRP编辑器中，打开人体模型场景。在高级界面的标签下建立一个信息框和 10 个按钮，信息框设置为透明。

②给每个按钮加载脚本命令，单选按钮会出现相应的界面。

③在VRP编辑器中运行一下效果，完成后在VRP编辑器中导出后缀为.exe的文件。

参考文献

[1]林蕙青，谢阿娜. 坚持改革创新，实现八年制医学教育新发展[J]. 协和医学杂志，2022，13（01）：1–4.

[2]孙宝志. 医学教育改革创新成效评价的国际新方法：贡献分析及其应用[J]. 医学与哲学，2021，42（10）：55–58+72.

[3]林蕙青. 加快我国医学教育几个重点领域改革的新思考[J]. 大学与学科，2020，1（01）：72–78.

[4]查有梁. 系统辩证法与教育建模论[J]. 教育科学研究，2017，（01）：5–20.

[5]李望晨，张爱芹，张家豪，石欣泽，张利平. 医学人文素质教育综合评价系统程序化适配对策浅析[J]. 中国医学伦理学，2016，29（06）：1064–1068.

[6]张宝云. 古代医学教育对现代医学教育的借鉴作用[J]. 中医药管理杂志，2015，23（22）：5–6.

[7]线福华，吕兆丰. 用立项课题研究的方法系统推进医学教育教学改革[J]. 医学教育管理，2015，1（01）：15–18.

[8]张新平，陈俊国. 借鉴美、英医学教育经验推动我国医学教育认证制度的改革[J]. 中国高等医学教育，2015，（01）：32–33.

[9]姜晓萍. 探讨医学教育模式的改革与实践[J]. 生物技术世界，2014，（12）：173.

[10]曾冬梅，张正军. 弘扬卫生职业精神构建特色医院文化打造品牌医院形象[J]. 中国医学伦理学，2012，25（06）：708–710.

[11]陈勤，康慕云，涂江义. 医学教育模式转变滞后的原因及对策建议——基于社会规范理论[J]. 医学与法学，2012，4（04）：46–49.

[12]赵同领，曹云飞，柳亮，陈金梅，李颀. 医学教育模式的演变及其动因[J]. 卫生职业教育，2011，29（21）：5–7.

[13]查有梁. 教学模式的矩阵结构[J]. 江苏教育学院学报（社会科学版），

2009，25（03）：1–6+124.

[14]谢松龄. 试论我国高等医学教育的改革与发展[J]. 江苏高教，1999，（06）：23–27.

[15]谢松龄，吴安尔. 医学课程体系改革相关因素及其评价之探讨[J]. 医学与哲学，1998，（12）：44–45.

[16]覃丽燕，姚金光，黄秀峰，黄忠仕. 基于临床医学专业认证地方医学院校教学质量监控体系的构建——以右江民族医学院为例[J]. 高教学刊，2019，（07）：38–40.

[17]潘世杰，赵俊峰，孙继建. 虚拟现实技术对医学教育的价值重构与应用创新[J]. 决策探索（下），2018，（06）：20–22.

[18]何薇. 高等医学教育质量的评价与管理体系研究[D]. 山东大学，2018.

[19]侯洋，林艳萍，史建刚，袁文. 基于虚拟现实技术的医学教育模式在骨科教学实践中的作用与思考[J]. 中国骨与关节损伤杂志，2018，33（03）：334–336.

[20]赵贵阳，赵峰，陈力迅. 虚拟现实技术在眼科学临床教学中的应用研究[J]. 教育观察，2018，7（03）：105–106.

[21]管兰芳，侯建成，郑中华，王柳行. 在临床医学专业认证背景下教学质量监控体系的构建研究[J]. 卫生职业教育，2018，36（03）：39–41.

[22]梁爽，朱望东，张永泽. 临床医学专业认证背景下完善教学质量监控体系的认识与思考[J]. 河北工程大学学报（社会科学版），2017，34（04）：24–26.

[23]姚娓，王绍武，刘勇，吴佳颖，赵莉，张雪，刘晓岚，王乃琪. 临床医学专业认证视角下教学质量监控体系的构建[J]. 中国高等医学教育，2017，（07）：46–47.

[24]惠丽杰，李连兴. 医学类研究生教育质量管理问题及相关策略思考[J]. 中国继续医学教育，2017，9（19）：27–29.

[25]邓媛媛，江泳，董美丽，刘杰. 基于网络的医学教学质量评价体系建构的思考[A]2016 年全国口腔医学教育学术年会论文集[C]. 中华口腔医学会口腔医学教育专业委员会，中华口腔医学会，2016：4.

[26]王小飞. 临床医学专业认证背景下的高校教学质量监控体系构建策略探究[J]. 辽宁医学院学报（社会科学版），2015，13（04）：38–40.

[27]张明，安媛媛. 非直属临床医学院师资队伍与教学质量调查分析[J]. 福建医药杂志，2015，37（05）：122–123.

[28]周波，张克勤. 现代外科学进展与医学教育模式的转变[J]. 重庆医学，2014，43（32）：4405–4407.

[29]杨冬梅，郭毅，薛莲. 临床医学专业“早期临床”模式的教学质量监控学生调查统计分析[J]. 齐齐哈尔医学院学报，2014,35（02）：248–250.

[30]周庆辉，林朝文，黄敏，覃丽燕，黄秀峰. 全面质量管理在地方医学院校教学质量评价中的应用价值[J]. 右江民族医学院学报，2013，35（06）：857–859.

[31]刘卫东，高宗华，韩坤. 高校教师课堂教学质量评价体系的研究与实践——以滨州医学院为例[J]. 卫生职业教育，2013，31（24）：7–8.

[32]王小丹，高允锁，田冶. 课堂教学质量三种评价方法比较[J]. 中国高等医学教育，2012,（09）：60–61.

[33]李琴. 医学院教师教学评价质量的研究[D]. 华中科技大学，2011.

[34]唐文. 医学教育质量管理中的难点与对策——以南京医科大学为例[J]. 中国大学教学，2010,（04）：84–86.

[35]陈学洪，刘欣，李启华，盛瑶环. 教师课堂教学质量评价的信度和效度研究[J]. 赣南医学院学报，2007,（05）：689–690.

[36]邓文艳. 医学院教师课堂教学质量评价实施的研究[J]. 医学信息，2005,（02）：102–104.

[37]陆云地，崔践. 医学院校课堂授课质量评价存在的问题与对策[J]. 右江民族医学院学报，2003,（06）：875–877.

[38]封卫东，龚幼龙，江露露. 全科医学教育与医学模式转变[J]. 医学与社会，2000,（04）：44–45.

[39]熊冉，黄华兴，曹月洲. 浅谈虚拟现实技术在模拟医学教育中的应用[J]. 科技风，2023,（31）：124–126.

[40]夏娟，王肖南，吴立娟，郭秀花，罗艳侠. 卫生统计学课程思政建设的探索[J]. 医学教育管理，2023，9（S1）：17–20.

[41]张志国，王艳. 医学本科院校“课程思政”建设路径研究[J]. 大学，2023,（30）：91–94.

[42]占天为，颜雄. “经典文本”融入医学院校课程思政建设路径[J]. 西部素质教育，2023，9（19）：21–24.

[43]徐娜娜. 医学院校语料库辅助英语课程思政建设与实践[J]. 医学教育研究与实践，2023，31（05）：577–582+597.

[44]朱婧，李晨. “新课标”视角下卫生类专科院校医学英语课程思政建设实践与思考[J]. 高教学刊，2023，9（25）：189–192.

[45]王卫娜，张珊，薛娣. 新时代背景下医学类高职院校基础医学课程思政建设对策研究[J]. 现代职业教育，2023，（25）：37–40.

[46]吕新和. 虚拟现实技术在医学教育实践中的应用[J]. 中国现代教育装备，2023，（15）：33–34+45.

[47]王翠莲，康勇，高洁. 医学院校“专业英语”课程思政实践研究[J]. 外语电化教学，2023，（04）：73–77+123.

[48]郁仁强，陈荣生，褚志刚，吕发金.《医学影像检查技术学》课程思政建设的探讨[J]. 继续医学教育，2023，37（07）：33–36.

[49]王江涛. 医学高职院校“三思同向”协同育人理论与实践研究[J]. 中共郑州市委党校学报，2023，（03）：105–108.

[50]童昉，吴兰，托娅，王芳，王红卫，杨智昉. PBL在临床医学专业基础医学课程中的实践[J]. 基础医学教育，2022，24（11）：862–864.

[51]李科鑫，王长丽，卢威霖，梁凯芬，宾晓芸. 民族地区医学院校实习教学质量监控与评价体系的构建——以右江民族医学院为例[J]. 中国中医药现代远程教育，2022，20（19）：188–190.

[52]苏中静，孙绮思，郑少燕. 护理学专业人体结构与功能整合课程的建设[J]. 解剖学研究，2022，44（03）：258–260.

[53]黄晶，付达华，戴云翔. 基于整合医学理念的高职临床医学专业妇产科学课程教学改革路径研究[J]. 中医药管理杂志，2022，30（10）：13–16.

[54]鲁云霞，张利平，胡金兰，许功林，查晓军，李静，耿慧武，贾雪梅. 五年制临床医学专业生命的化学课程整合探索[J]. 基础医学教育，2022，24（05）：323–325.

[55]陈思锵. 现代医学教育模式的三次转变及影响因素研究[D]. 河北医科大

学，2022.

[56]刘成凤，张光成，赵超，孙嘉斌，张红刚，王雅琴，刘建明，成敏. 地方医学院校五年制临床医学专业课程整合实施路径探索[J]. 浙江医学教育，2022，21（01）：9–12.

[57]黄攀，王琪，任才芳，周峥嵘，许潇，张娣，鞠小丽，邵根宝，龚爱华. 基础医学整合课程体系构建与学生评价[J]. 医学与社会，2022，35（02）：119–123.

[58]张志常，娄岩. 虚拟现实技术在医学教育中应用的前沿与趋势[J]. 医学教育研究与实践，2021，29（02）：190–194+215.